기적의 괄사 따라 하기
<하체 편>

송사월 지음

송사월

몸을 바꾸는 '순환 루틴'을 강조한 다이어트, 특히 자신만의 괄사 관리법으로 유명하다. 실제로 크게 감량했던 다이어트 경험을 바탕으로, 여러 시행착오를 극복하고 알아낸 '건강하고 아름답게 살 뺄 수 있는 방법'을 괄사는 물론, 운동부터 레시피까지 자세하게 소개하며 20만 팔로어의 생활 습관 교정 및 다이어트를 돕고 있다. 요가인요가아카데미(Sky Yoga Kula Certificate, SKY-HATHA Regular 프로그램 트레이너 과정, 2013. 11. 23~12. 1) 과정, 스포츠테이핑 1급 자격증(한국레저안전협회 키네시오테이핑 과정, 2016. 4. 15)을 포함해 총 11가지 필라테스 및 요가 등 운동 관련 자격증과 과정을 수료했다. 세계 3대 요리 학교 중 하나인 CIA(The Culinary Institute of America)를 졸업한 셰프이기도 한 그녀는 다이어트 집밥 레시피를 담은 <셰프의 가벼운 레스토랑>을 펴낸 바 있다.

기적의 괄사 따라 하기 <하체 편>

초판 1쇄 발행 · 2025년 8월 29일

지은이 · 송사월
발행인 · 우현진
발행처 · (주)용감한 까치
출판사 등록일 · 2017년 4월 25일
팩스 · 02)6008-8266
홈페이지 · www.bravekkachi.co.kr
이메일 · aoqnf@naver.com

기획 및 책임편집 · 우혜진
사진 촬영 · 한지승, 양영규 사진 편집 · 박성재
마케팅 · 리자
디자인 · 백설미디어 교정교열 · 이정현
CTP 출력 및 인쇄 · 제본 · 이든미디어

- 책값은 뒤표지에 표시되어 있습니다.
- 잘못된 책은 구입한 서점에서 바꿔드립니다.
- 이 책에 실린 모든 내용, 디자인, 이미지, 편집 구성의 저작권은 도서출판 용감한 까치와 지은이에게 있습니다. 허락 없이 복제하거나 다른 매체에 옮겨 실을 수 없습니다.

ISBN 979-11-91994-42-1(13510)

ⓒ 송사월

감성의 키움, 감정의 돌봄 용감한 까치 출판사

용감한 까치는 콘텐츠의 樂을 지향하며 일상 속 판타지를 응원합니다. 사람의 감성을 키우고 마음을 돌봐주는 다양한 즐거움과 재미를 위한 콘텐츠를 연구합니다. 우리의 오늘이 답답하지 않기를 기대하며 뻥 뚫리는 즐거움이 가득한 공감 콘텐츠를 만들어갑니다. 아날로그와 디지털의 기발한 콘텐츠 커넥션을 추구하며 활자에 기대어 위안을 얻을 수 있기를 바랍니다. 나를 가장 잘 아는 콘텐츠, 까치의 반가운 소식을 만나보세요!

CONTENT

004 프롤로그
005 4주 완성 괄사 체크표

PART 1
기적의 허벅지 괄사 따라 하기

008 준비운동

010 본격 괄사
· 허벅지 앞면 근막 이완
· 허벅지 안쪽 림프 자극
· 허벅지 뒤쪽 집중 마사지
· 전체 림프 유도

014 DIET UP
살이 더 잘 빠지는 근력 운동
· 허벅지 근막 이완 &
  라인 정리 루틴
· 허벅지 중심 코어 안정 루틴

020 DIET BOOSTER
살이 쭉쭉 빠지는
순환 유산소 루틴
· 허벅지 림프 순환 워크
· 허벅지 순환 점프 루틴

026 마무리 스트레칭

PART 2
기적의 종아리 괄사 따라 하기

030 준비운동

032 본격 괄사
· 발바닥 이완
· 발목 풀기
· 종아리 옆면 집중
· 종아리 뒤 라인 유도

036 DIET UP
살이 더 잘 빠지는 근력 운동
· 종아리 긴장 완화 &
  라인 정리 근력 루틴
· 종아리 자극 코어 안정 루틴

042 DIET BOOSTER
살이 쭉쭉 빠지는
순환 유산소 루틴
· 종아리 림프 순환 워크
· 종아리 순환 점프 루틴

048 마무리 스트레칭

PART 3
기적의 고관절 & 골반 괄사 따라 하기

052 준비운동

054 본격 괄사
· 고관절 앞쪽 근막 이완
· 고관절 바깥쪽 림프 자극
· 엉덩이 아래 집중 마사지
· 전체 림프 유도

058 DIET UP
살이 더 잘 빠지는 근력 운동
· 고관절 긴장 완화 &
  라인 정리 스트레칭 루틴
· 고관절 자극 코어 안정 루틴

064 DIET BOOSTER
살이 쭉쭉 빠지는
순환 유산소 루틴
· 고관절 림프 순환 워크
· 고관절 순환 점프 루틴

070 마무리 스트레칭

PROLOG

하체(허벅지, 종아리, 골반)는 상체보다 혈류와 림프 순환 속도가 느린 부위입니다. 특히 오래 앉거나 서 있는 생활이 반복되면 허벅지부터 종아리, 골반까지 전체적인 흐름이 쉽게 정체되면서 부기, 근막 뭉침, 셀룰라이트로 이어지기 쉽습니다.

이럴 때 괄사는 정체된 림프 흐름을 열고 근막을 부드럽게 풀어주는 가장 효과적인 방법입니다. 단 몇 분이라도 꾸준히 자극하면 무겁고 답답했던 하체가 훨씬 가볍게 풀리는 걸 느낄 수 있습니다.

오늘부터 흐름을 깨우는 이 짧은 루틴을 허벅지, 종아리, 골반에 습관처럼 적용해보세요. 작은 자극의 반복이 라인의 변화와 전신 컨디션 개선으로 연결됩니다.

4주 완성 괄사 체크표

| 1주 차 | 적응기 | 주 3회 |

월 고관절 앞쪽 이완 ⇨ 바깥쪽 자극 ⇨ 림프 유도

수 허벅지 전면 이완 ⇨ 안쪽 자극 ⇨ 뒤쪽 림프 유도

금 종아리 + 발목 발바닥 이완 ⇨ 발목 자극 ⇨ 종아리 전체 림프 정리

tip. 샤워 전후, 따뜻한 상태에서 진행 시 효과↑

| 2주 차 | 활성화기 | 주 4회 |

월 고관절 / **화** 허벅지 / **목** 종아리 + 발 + 발목 / **토** 고관절 + 허벅지

tip. 온찜질 후 괄사를 진행하면 근막 이완 속도 2배

| 3주 차 | 집중기 | 주 5회 |

월 고관절 / **화** 허벅지 / **수** 종아리 / **금** 고관절 + 허벅지 /
토 허벅지 + 종아리

tip. 괄사 후 3~5분 정도 하체 스트레칭 병행 시 순환 효과↑

| 4주 차 | 완성기 | 주 5~6회 |

월 고관절 + 허벅지 / **화** 종아리 / **수** 고관절 / **금** 허벅지 + 종아리 /
토 전신 림프 정리(각 5분씩 / 발 → 종아리 → 허벅지 → 고관절 순서)

tip. 가벼운 걷기나 발끝 들기와 함께 진행하면 부기 빠지는 속도↑

※ 공통 팁
- 각 부위 10~15분
- 순서: 부드럽게 → 깊게 자극 → 림프 방향 배출
- 주 1회 휴식

PART 1

기적의
허벅지 괄사
따라 하기

허벅지는 신체에서 가장 큰 근육인 대퇴사두근과 햄스트링이 위치한 부위로, 혈류 순환과 림프 흐름이 원활하지 않으면 부종과 셀룰라이트가 쉽게 쌓입니다. 특히 허벅지 안쪽과 뒤쪽은 자극이 적어 지방이 정체되기 쉬운 부위입니다. 이번 루틴은 허벅지를 체계적으로 자극해 순환을 촉진하고 슬림한 하체 라인을 만듭니다. '이완 → 자극 → 유도 → 운동' 순으로, 림프 흐름과 근막 구조를 고려해 설계했습니다.

1 준비운동

괄사 자극 전, 허벅지 주변 근막을 부드럽게 풀어주는 스트레칭으로 시작합니다. 긴장된 부위를 먼저 이완해야 괄사 효과가 극대화됩니다.

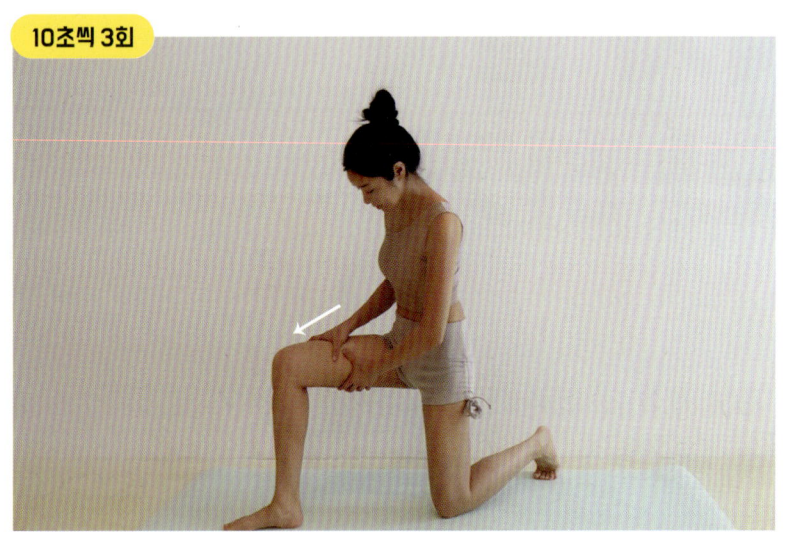

10초씩 3회

01

한쪽 무릎을 구부린 채 앉아, 손바닥으로 허벅지 앞쪽을 무릎 쪽으로 쓸어줍니다.

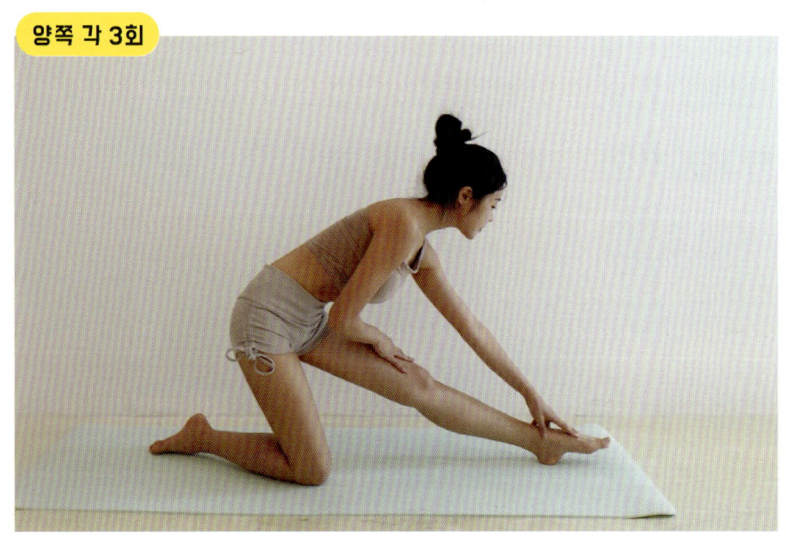

양쪽 각 3회

02

한쪽 다리를 앞으로 뻗고 상체를 숙이며 햄스트링(허벅지 뒤쪽)을 스트레칭합니다.

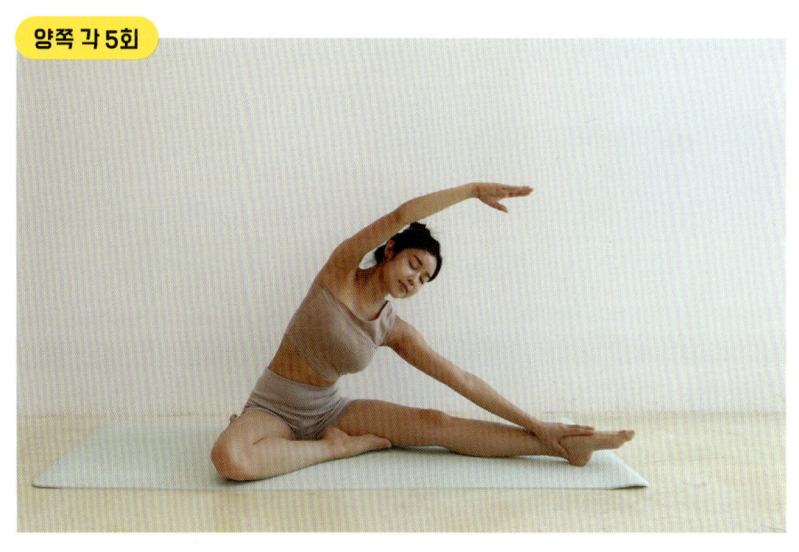

양쪽 각 5회

03

한쪽 다리를 옆으로 벌리고 상체를 좌우로 기울여 허벅지 안쪽 근막을 풀어줍니다.

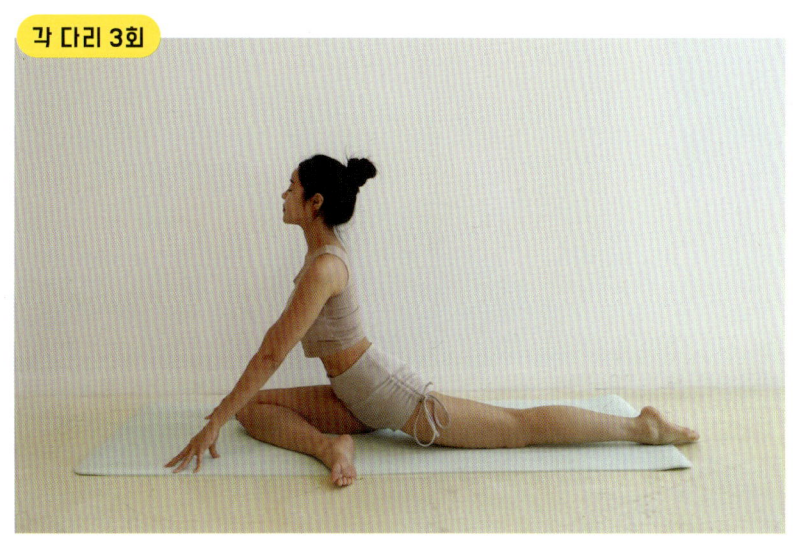

각 다리 3회

04

한쪽 다리를 뒤로 젖히며 대퇴사두근(허벅지 앞면)을 스트레칭합니다.

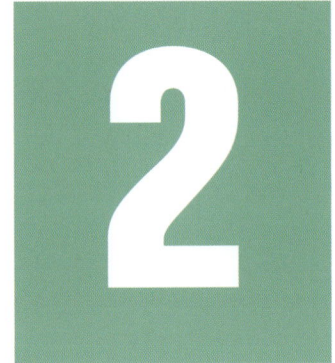

본격 괄사

· 권장 횟수 : 주 3~5회
· 소요 시간 : 10~15분

샤워 전이나 운동 전후, 림프 순환이 활발할 때 해주는 것을 권장합니다.

01 허벅지 앞면 근막 이완

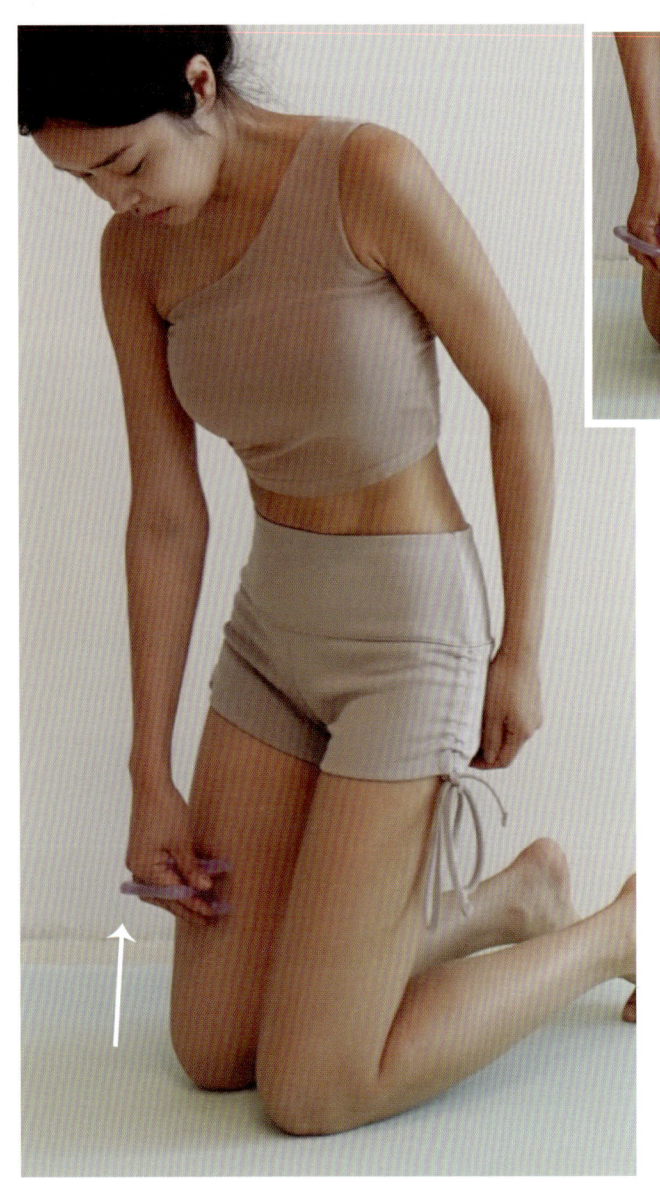

무릎 위에서 허벅지 중간까지 손바닥 또는 괄사로 부드럽게 쓸어올립니다.

효과	허벅지 부기 감소 / 림프 순환 개선 / 슬림한 다리 라인
집중 부위	허벅지 앞면 / 허벅지 안쪽 / 허벅지 뒤쪽(햄스트링)
효과 극대화	온찜질 후 괄사를 하면 근막 이완과 림프 배출이 더욱 잘 이루어집니다.

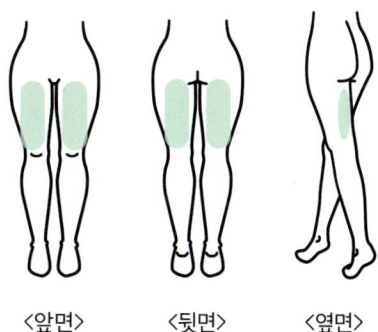

〈앞면〉　〈뒷면〉　〈옆면〉

02 허벅지 안쪽 림프 자극

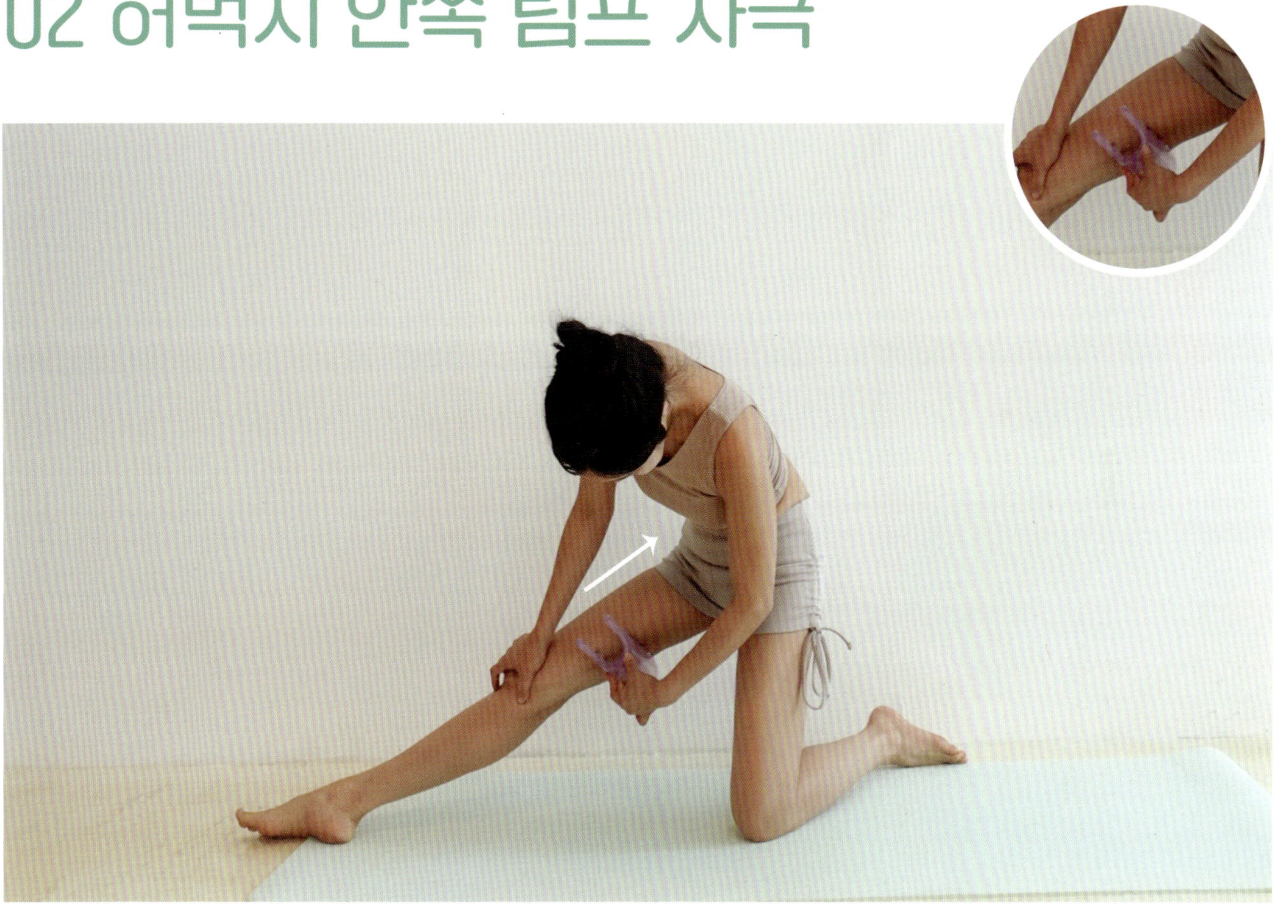

다리를 벌린 상태에서 안쪽 허벅지를 사타구니 쪽으로 깊게 자극하며 림프 순환을 유도합니다.

03 허벅지 뒤쪽 집중 마사지

엎드린 자세 또는 무릎을 꿇은 자세에서 괄사로 허벅지 뒷면을 위에서 아래로 쓸어내립니다.

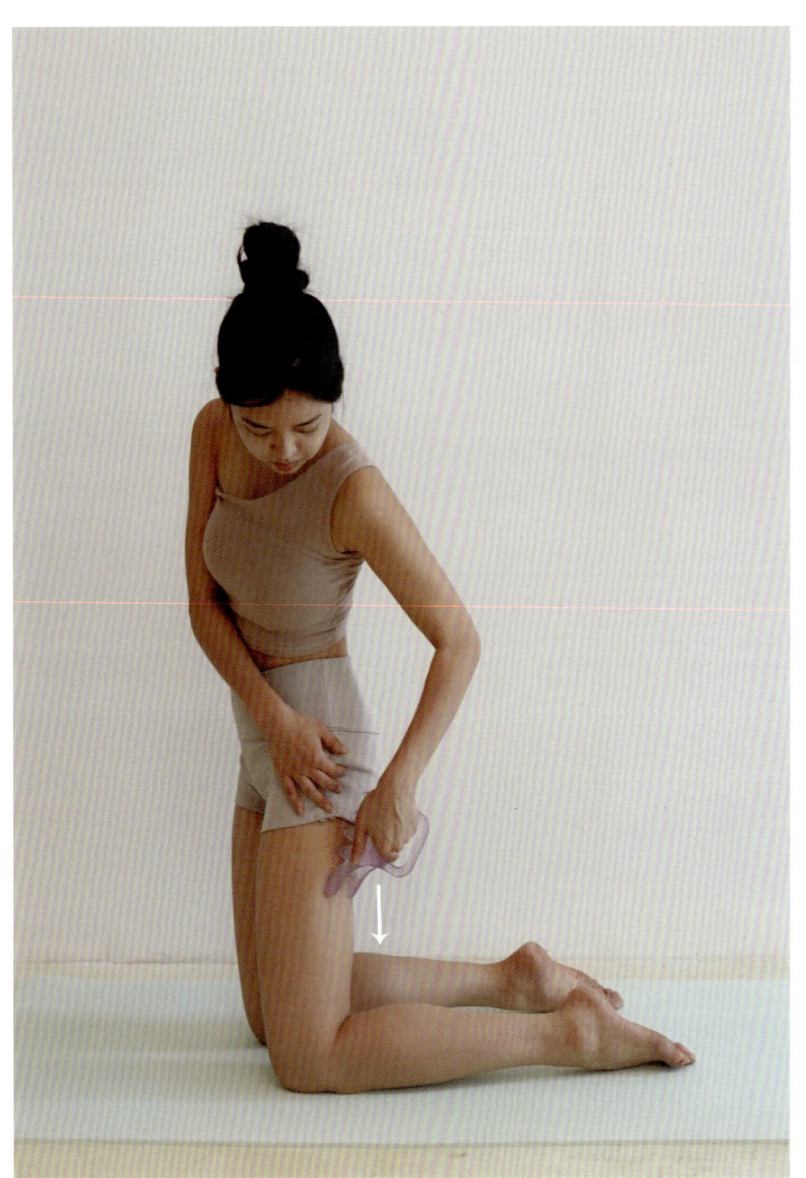

04 전체 림프 유도

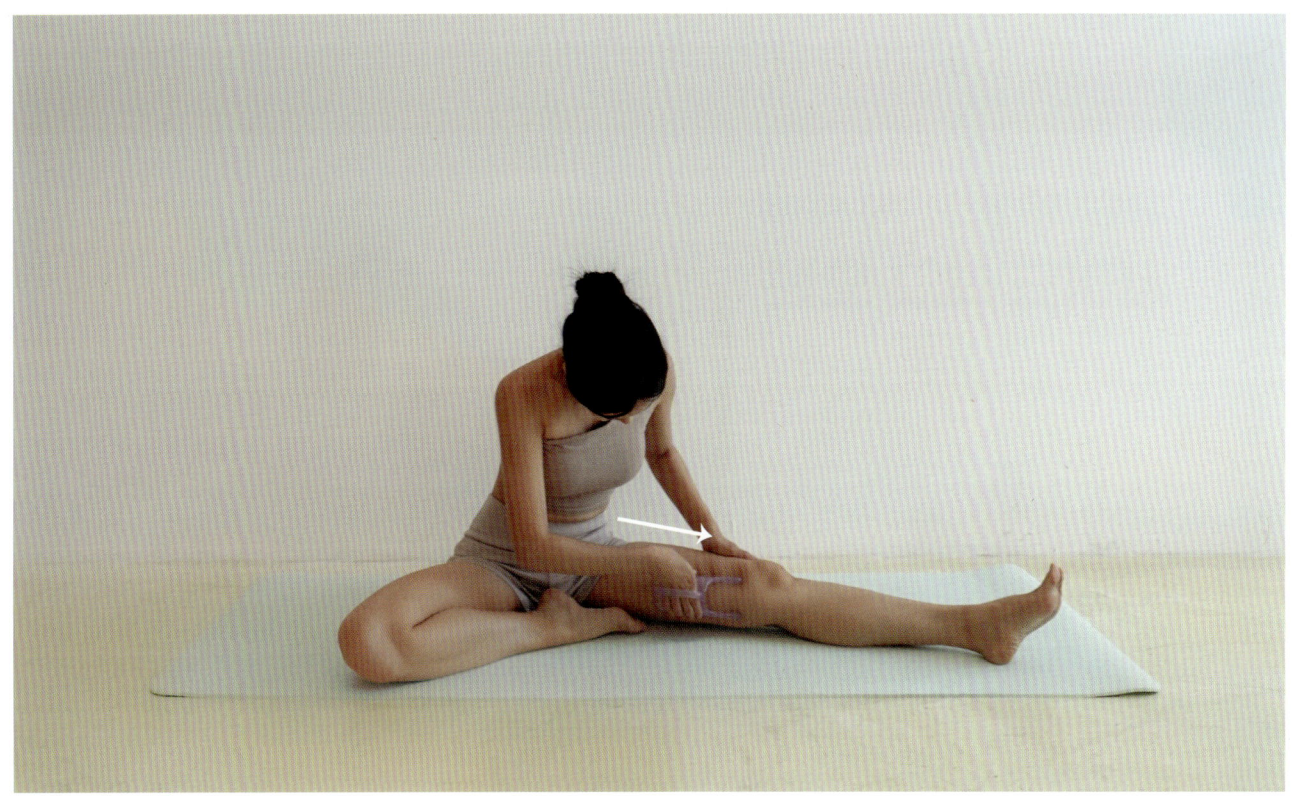

한쪽 다리를 뻗고 허벅지 전체를 감싸듯 위에서 아래로 넓게 쓸어내리며 림프 흐름을 종아리 쪽으로 유도합니다.

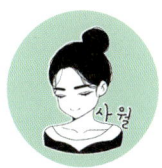

사월's 효과 부스트

허벅지는 단순한 지방층보다 근육과 림프가 복합적으로 얽힌 부위입니다. 온찜질 후 괄사로 깊은 림프절을 자극하고 하체 스트레칭 또는 가벼운 스쿼트를 병행하면 순환 + 지방 분해 효과가 크게 증대됩니다.
※ 온열 자극 + 괄사 자극 = 허벅지 슬림화 속도 X2

> 다이어트 업
> **UP**

살이 더 잘 빠지는 근력 운동 ❶
허벅지 근막 이완 & 라인 정리 루틴

`내측 허벅지 근막 자극` `림프 흐름 유도`

사이드 레그 오픈

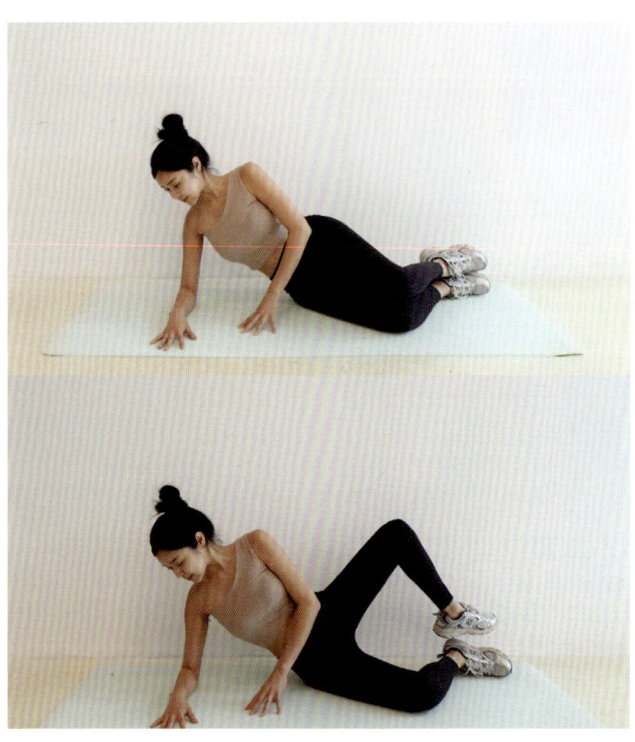

❶ 오른쪽으로 누운 후 무릎을 90도로 구부립니다.
❷ 숨을 내쉬며 왼쪽 다리의 무릎을 위로 천천히 벌립니다.
❸ 숨을 들이마시며 무릎을 천천히 다시 닫아줍니다.
❹ 15회 반복 후, 반대 방향으로도 반복합니다. 총 2세트 진행합니다.

point · 골반이 뒤로 눕지 않도록 복부에 힘을 주고, 천천히 벌리는 동작에 집중하세요.

오래 앉아 있거나 활동량이 적을 때 쉽게 붓고 무거워지는 허벅지! 이 부위를 부드럽게 자극하고 혈류를 개선하면 하체 부종이 줄고 라인이 가벼워지는 효과를 기대할 수 있어요.
소요 시간 7~10분 / 난이도 하

`허벅지 안쪽 근육(내전근) 강화` `골반 중심 안정화` `하체 림프 순환 촉진 및 부기 완화`

무릎 세우고 허벅지 안쪽 조이기

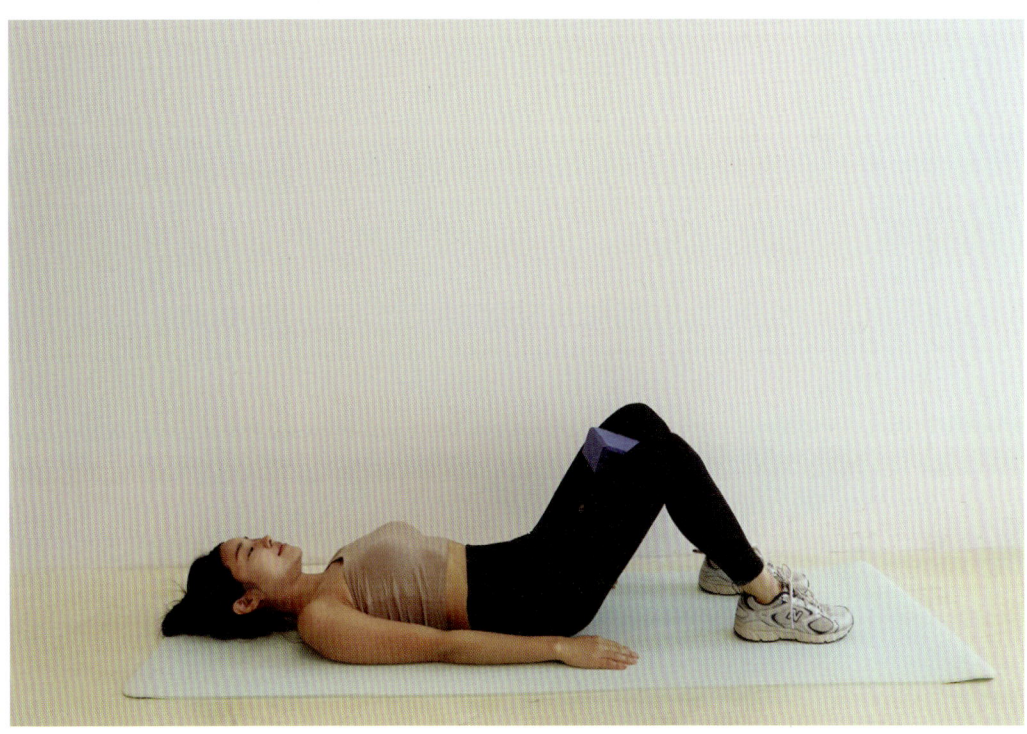

❶ 바닥에 등을 대고 편안히 누워 무릎을 세웁니다.
❷ 허벅지 사이에 소도구(요가 볼, 작은 쿠션 또는 요가 블록)를 끼웁니다.
❸ 숨을 들이마신 후 내쉬면서 허벅지 안쪽으로 도구를 조이듯 힘을 줍니다.
❹ 수축한 상태로 10초간 유지한 후 천천히 이완합니다. 총 10~12회 반복, 2세트 진행.

point
· 무릎이 벌어지지 않도록 집중하세요.
· 내전근이 서로 끌어당기는 느낌을 유지합니다.
· 상체는 긴장을 풀고 자연스럽게 이완합니다.

허벅지 앞쪽(대퇴사두근) & 뒤쪽(햄스트링) 자극   골반 좌우 밸런스 정렬   중심 안정성 강화   하체 부기 완화

하프 레그 업

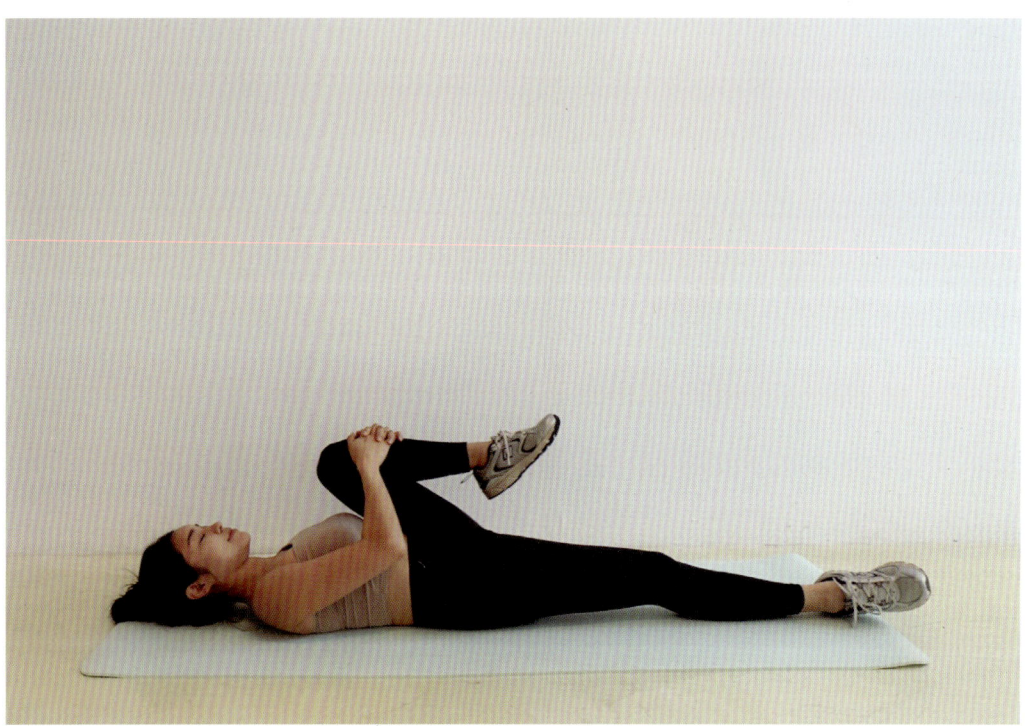

❶ 바닥에 등을 대고 눕고 양손은 편안히 옆에 둡니다.
❷ 한쪽 무릎을 접어 가슴 쪽으로 당겨 올립니다.
❸ 반대쪽 다리는 바닥에 길게 뻗은 상태를 유지합니다.
❹ 숨을 들이마시며 무릎을 천천히 바닥으로 내렸다가, 내쉬면서 다시 들어 올리는 동작을 15회 반복합니다. 반대쪽 다리도 동일하게 진행하며, 총 2세트 수행합니다.

point
· 허리가 뜨지 않도록 복부에 힘을 주세요.
· 다리를 당길 때 허벅지 힘으로 조절하며 천천히 움직입니다.
· 반대쪽 다리는 바닥에서 흔들리지 않도록 중심을 잡아주세요.

다이어트 업 UP

살이 더 잘 빠지는 근력 운동 ❷
허벅지 중심 코어 안정 루틴

`허벅지 뒷면 이완` `골반 안정`

싱글 레그 로어 & 레이즈

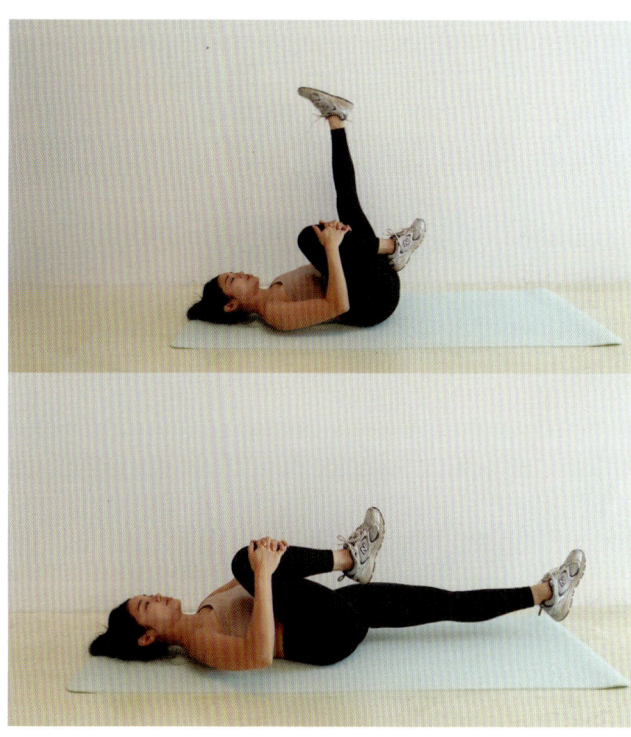

❶ 숨을 들이마시며 한쪽 무릎을 가슴 쪽으로 당겨 준비합니다.
❷ 호흡을 유지한 채로 복부에 힘을 주며 반대쪽 다리를 90도까지 들어 올립니다.
❸ 숨을 내쉬며 다리를 길게 뻗어 바닥 가까이까지 천천히 내립니다.
❹ 10~12회 반복 후 반대쪽으로 교체해 총 2세트 진행합니다.

point
· 다리를 내릴 때 하복부와 허벅지 앞쪽이 동시에 긴장되는 느낌에 집중하세요.
· 허리가 뜨지 않도록 복부 힘을 유지합니다.

이제부터는 하체의 순환을 다시 열어주는 시간이에요. 허벅지와 골반 전체의 막혀 있던 흐름이 조금씩 풀리는 느낌을 떠올리며, 천천히 힘을 빼고 호흡에 집중해주세요.

소요 시간 7분 / 난이도 하

허벅지 안쪽 & 골반 주변 근막 이완   고관절 유연성 개선   긴장된 내전근 주변 림프 순환 촉진

허벅지 근막 이완

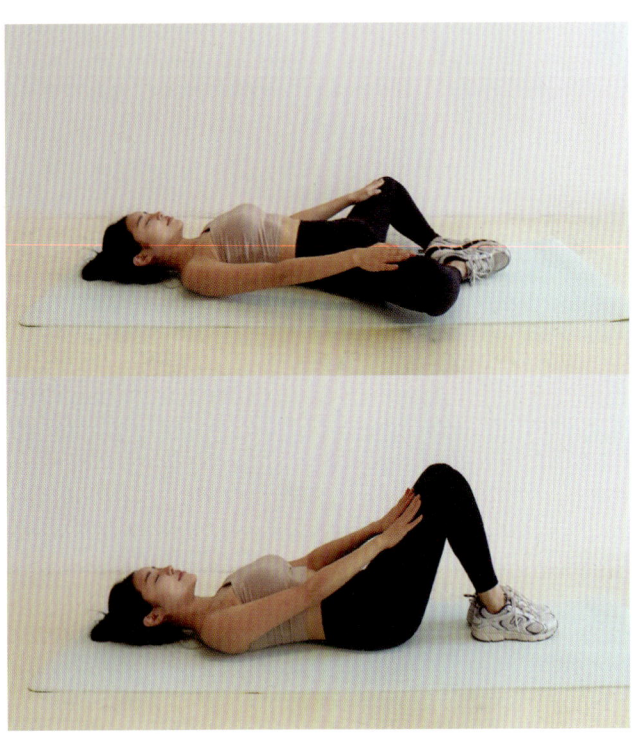

❶ 바닥에 등을 대고 편안히 눕습니다.
❷ 무릎을 굽히고 양발의 발바닥을 서로 맞댄 상태로 다리를 벌립니다.
❸ 숨을 들이마시며 무릎을 바닥으로 자연스럽게 떨어뜨립니다.
❹ 숨을 내쉬며 복부에 힘을 주면서 무릎을 모아줍니다.
❺ 10~12회 반복하고 총 2세트 진행합니다.

point
· 반동 없이 천천히, 부드러운 흐름을 유지하며 동작을 이어가세요.
· 허리가 뜨지 않도록 복부에 힘을 주고, 골반이 좌우로 틀어지지 않도록 신경 써주세요.

허벅지 전면 및 측면의 림프 순환 촉진   복부, 옆구리 이완   골반 정렬과 유연성 회복

트위스트 림프 허벅지 릴리즈

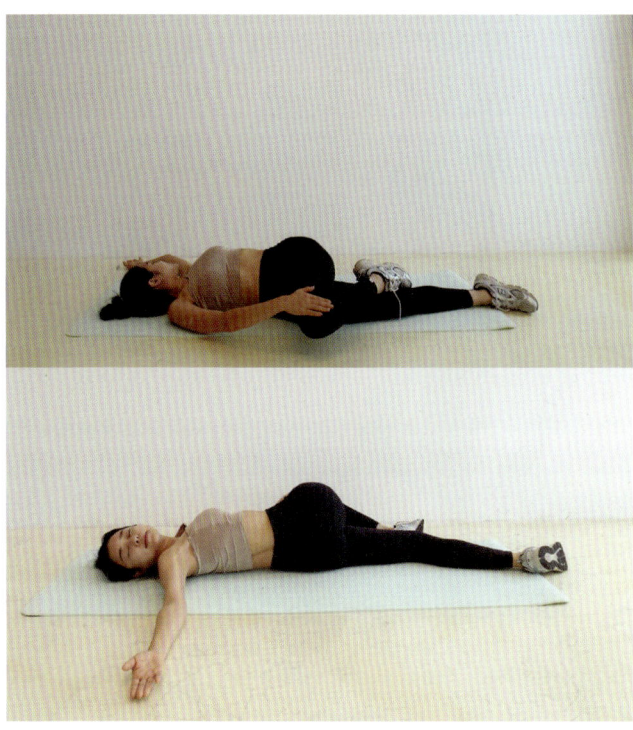

❶ 등을 대고 편안히 누운 상태에서 한쪽 무릎을 구부려 반대 방향으로 넘깁니다.

❷ 반대쪽 손으로 넘긴 허벅지를 부드럽게 눌러줍니다.

❸ 숨을 내쉬며 허벅지를 눌러주면서 림프를 자극하고, 들이마시며 힘을 풉니다.

❹ 같은 동작을 10~12회 반복한 후, 반대쪽도 동일하게 진행합니다.

point
· 누를 때 강하게 압박하기보다 림프를 스르르 밀어낸다는 느낌으로 부드럽게 진행하세요.
· 어깨가 바닥에서 뜨지 않도록 상체를 안정적으로 유지하세요.

다이어트 부스터
booster

살이 쭉쭉 빠지는 순환 유산소 루틴 ❶
허벅지 림프 순환 워크

`허벅지 전면 근력 향상` `둔근과 햄스트링 자극` `균형감각과 중심 잡기 훈련`

다이내믹 니 업 스텝

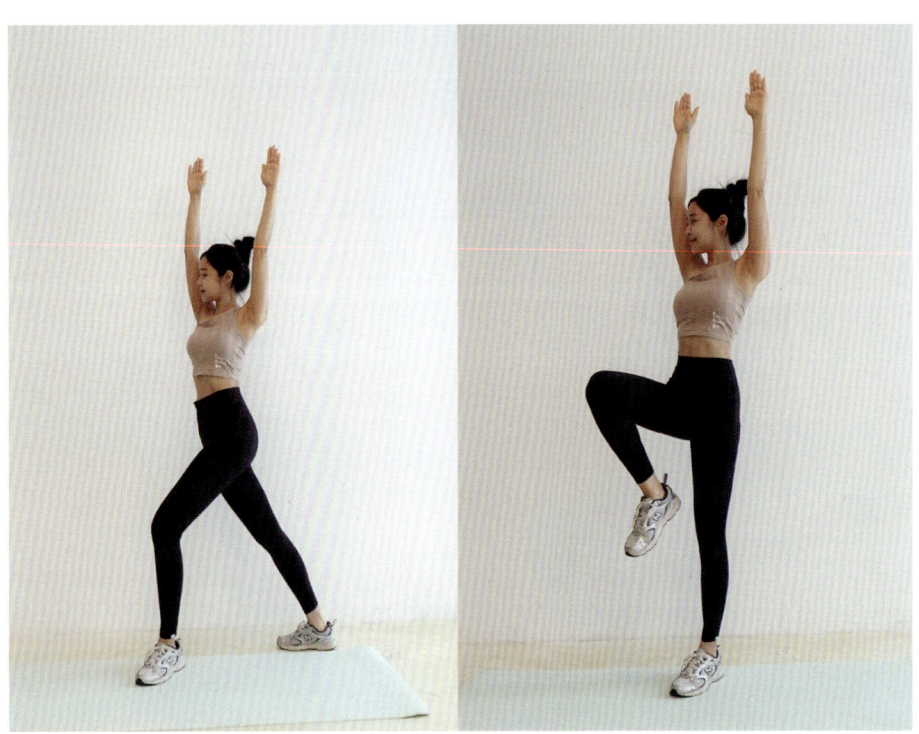

❶ 바르게 선 상태에서 숨을 들이마시며 한쪽 다리를 사선 뒤쪽으로 뻗어 착지합니다.
❷ 양손은 머리 위로 뻗은 상태를 유지하고, 상체를 곧게 세웁니다.
❸ 숨을 내쉬며 한쪽 다리를 들어 올려 무릎을 가슴 쪽으로 끌어올립니다.
❹ 반대쪽도 같은 방식으로 반복하며 리듬감 있게 진행합니다.
❺ 좌우 10~12회씩, 총 2세트 반복합니다.

point
· 착지 시 무릎이 안쪽으로 말리지 않도록 주의하세요.
· 다리를 들어 올릴 때 복부에도 자연스럽게 힘이 들어가는 걸 느껴보세요.

짧은 유산소 운동으로 허벅지와 하체 림프 순환을 촉진하고, 대사량을 끌어올리는 워밍업 루틴입니다.

소요 시간 5~7분 / 난이도 중

허벅지 전면과 복부 근육 자극　　몸통 회전을 통한 코어 활성화　　균형감각 및 하체 순발력 향상

트위스트 니 업 스텝

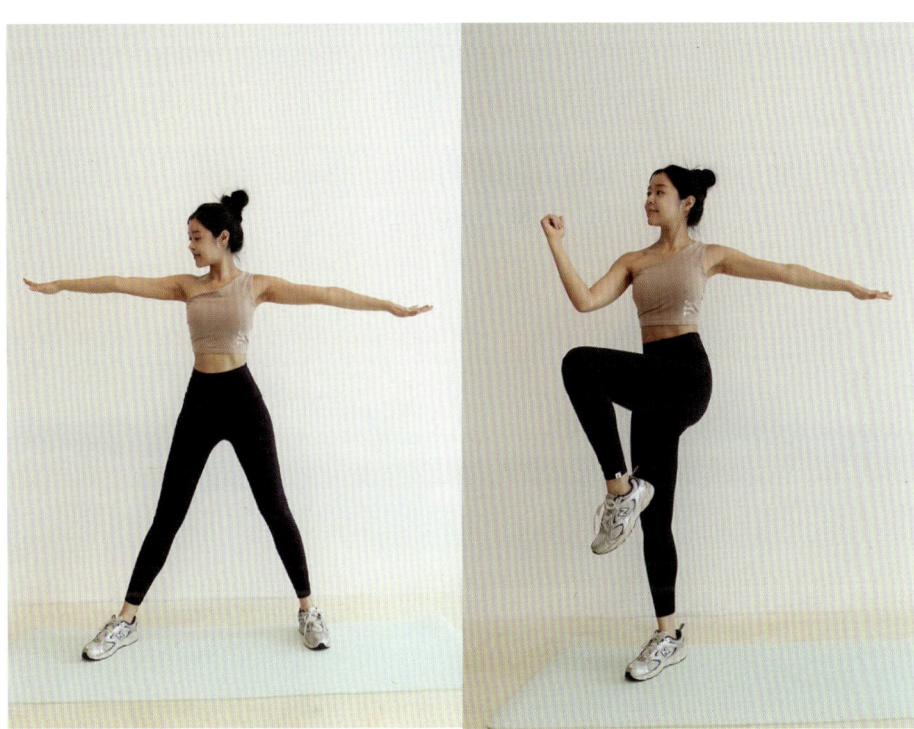

❶ 바르게 서서 양팔을 옆으로 뻗은 채 시작합니다.
❷ 상체를 가볍게 비트는 동시에 숨을 내쉬며 반대쪽 무릎을 들어 올립니다.
❸ 팔은 상체 회전 방향으로 자연스럽게 함께 이동시키며, 들어 올린 무릎과 반대쪽 팔이 서로 마주 보도록 합니다(다리를 내릴 때 숨을 들이마십니다).
❹ 좌우 교차로 번갈아 12~16회 반복, 총 2세트 진행합니다.

point
· 상체를 과도하게 비틀기보다 부드럽고 리듬감 있게 진행하세요.
· 복부에 자연스럽게 힘을 주어 균형을 유지해야 합니다.

허벅지와 둔근 강화　　어깨·팔 라인 정돈　　전신 순환 및 밸런스 운동 효과

업 스쿼트 리프트

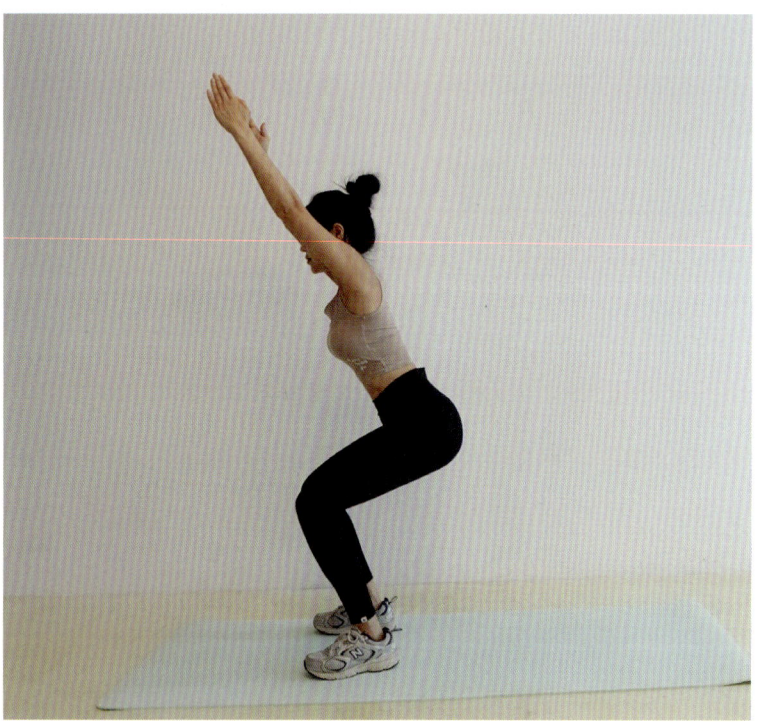

❶ 양발을 골반 너비로 벌리고 바르게 섭니다.

❷ 숨을 들이마시고 엉덩이를 뒤로 빼면서 스쿼트 자세를 취합니다.

❸ 숨을 내쉬며 상체를 일으키는 동시에 양팔을 위쪽 대각선 방향으로 들어 올립니다.

❹ 천천히 10~12회 반복, 2세트 진행합니다.

point
- 무릎이 발끝보다 앞으로 나가지 않도록 주의하세요.
- 상체는 숙이지 말고 복부의 힘을 유지한 상태에서 팔을 부드럽게 올립니다.
- 속도보다 정확한 정렬과 근육 자극에 집중하세요.

다이어트 부스터 booster
살이 쭉쭉 빠지는 순환 유산소 루틴 ❷
허벅지 순환 점프 루틴

`허벅지 앞뒤 근력 강화` `어깨, 팔, 겨드랑이 림프 순환 촉진` `전신 정렬과 유연성 회복`

런지 업 스트레칭

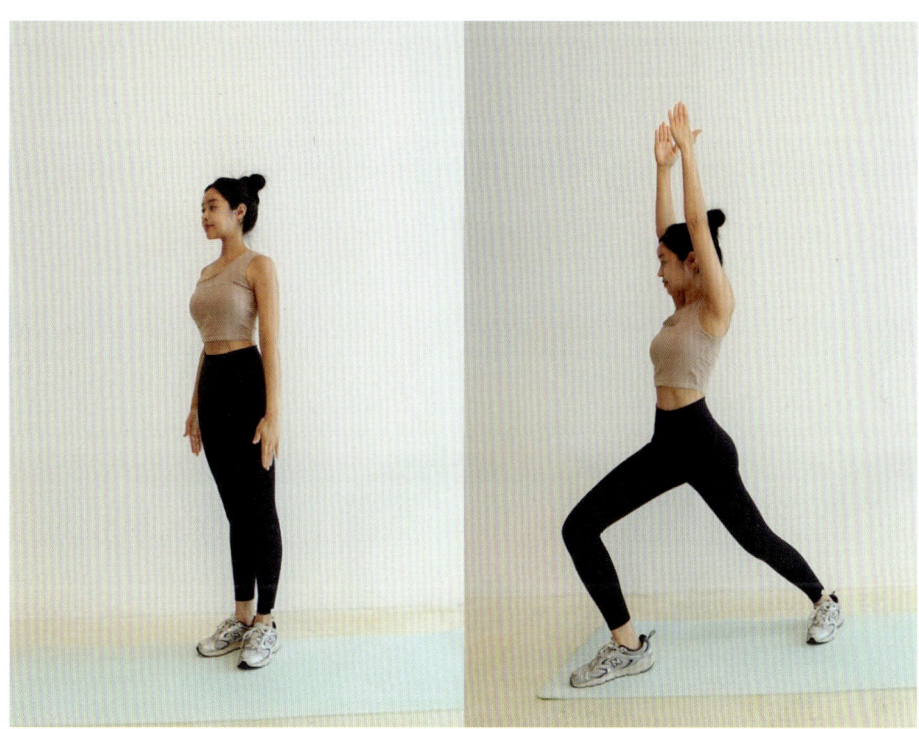

❶ 똑바로 선 상태에서 숨을 들이쉬며 오른발을 앞으로 크게 내딛어 런지 자세를 만듭니다.
❷ 동시에 양팔을 머리 위로 길게 쭉 뻗으며 숨을 내쉬면서 상체를 세웁니다.
❸ 자세를 2~3초간 유지하며 복부에 힘을 줍니다.
❹ 원위치로 돌아오고, 반대쪽도 동일하게 반복합니다.
❺ 좌우 각 8~10회, 총 2세트 진행합니다.

point
· 팔을 들어 올릴 때 어깨에 힘이 들어가지 않도록 이완하세요.
· 무릎이 발끝보다 앞으로 나가지 않도록 주의합니다.
· 허벅지와 엉덩이는 단단하게, 상체는 길게 늘이는 느낌으로 진행합니다.

괄사 후 허벅지와 하체 림프 순환을 빠르게 돕는 유산소 루틴입니다.

소요 시간 5분 / 난이도 중

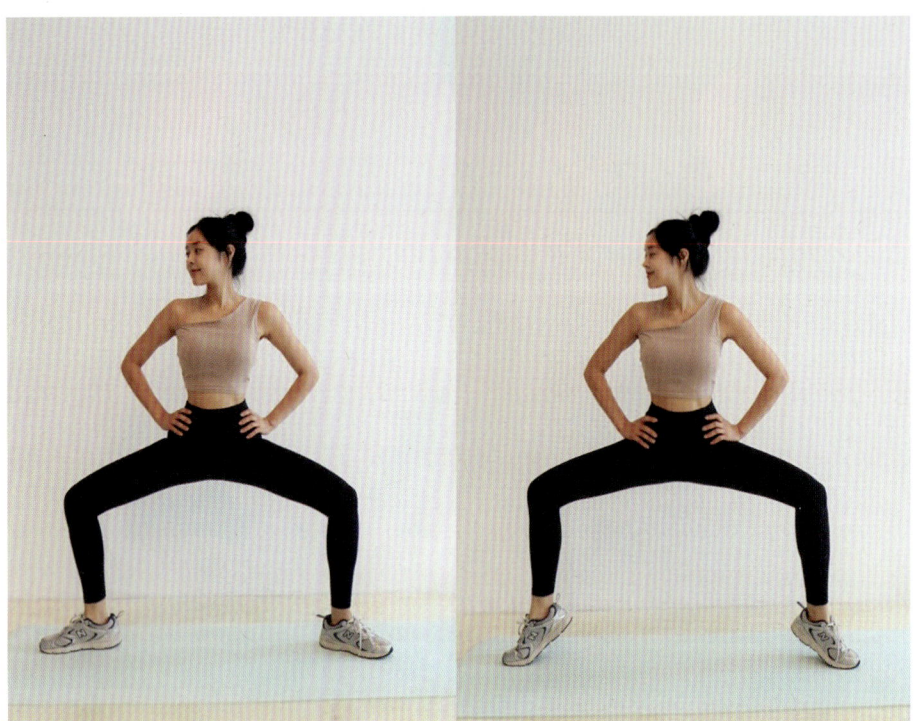

> 허벅지 안쪽(내전근)과 종아리 자극   발끝까지 림프 순환 촉진   하체 균형감 및 중심 잡기 훈련

플리에 힐 업

❶ 다리를 어깨보다 넓게 벌리고 발끝은 바깥쪽으로 향하게 한 후, 그대로 앉습니다(플리에 자세).

❷ 손은 허리에 가볍게 올리고 척추를 곧게 세웁니다.

❸ 숨을 내쉬며 뒤꿈치를 천천히 들어 올립니다.

❹ 숨을 들이마시며 뒤꿈치를 다시 천천히 내립니다.

❺ 10~12회 반복, 총 2세트 진행합니다.

point
- 올라갈 때 무릎이 안으로 말리지 않도록 주의하세요.
- 하체 힘으로 무게중심을 유지하며 허벅지와 엉덩이 힘으로 뒤꿈치를 천천히 올렸다 내립니다.
- 반동을 주는 것이 아닌 정적인 수직 리프트 동작을 의식하세요.

허벅지 안쪽(내전근) + 둔근 강화   하체 림프 순환 자극   심박수 상승으로 유산소 효과

스모 점프 업

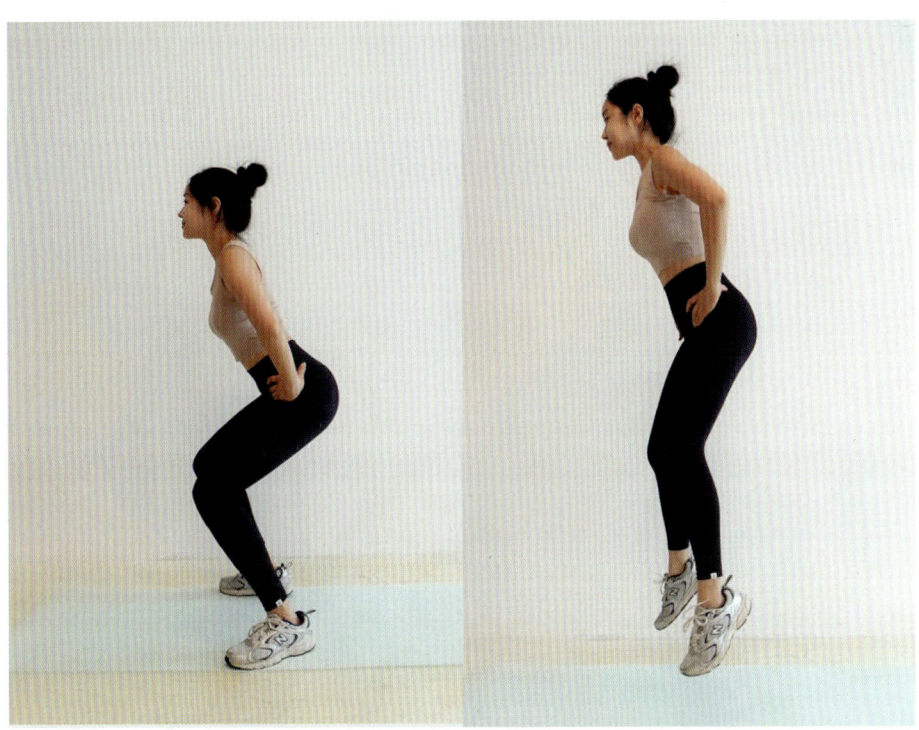

❶ 양발을 어깨너비보다 넓게 벌리고 발끝은 바깥쪽으로 향하게 합니다.
❷ 스모 스쿼트 자세로 앉으며 엉덩이를 낮추고 허벅지 안쪽을 열어줍니다.
❸ 숨을 내쉬며 코어의 힘을 이용해 가볍게 위로 점프합니다.
❹ 숨을 들이쉬며 바닥에 부드럽게 착지하면서 다시 스모 자세로 이어갑니다.
❺ 10~12회 반복, 2세트 진행합니다.

point
· 착지 시 무릎이 안으로 말리지 않도록 주의하세요.
· 손은 허리에 가볍게 올려 상체 균형을 유지하고, 시선은 정면을 유지합니다.
· 속도보다는 정확한 하체 사용감과 부드러운 점프 리듬이 중요합니다.

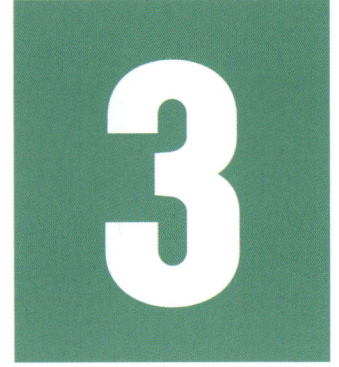

마무리 스트레칭

운동과 괄사로 자극받은 허벅지와 하체를 안정화하는 마무리 루틴입니다.

01 허벅지 앞 스트레칭

5회

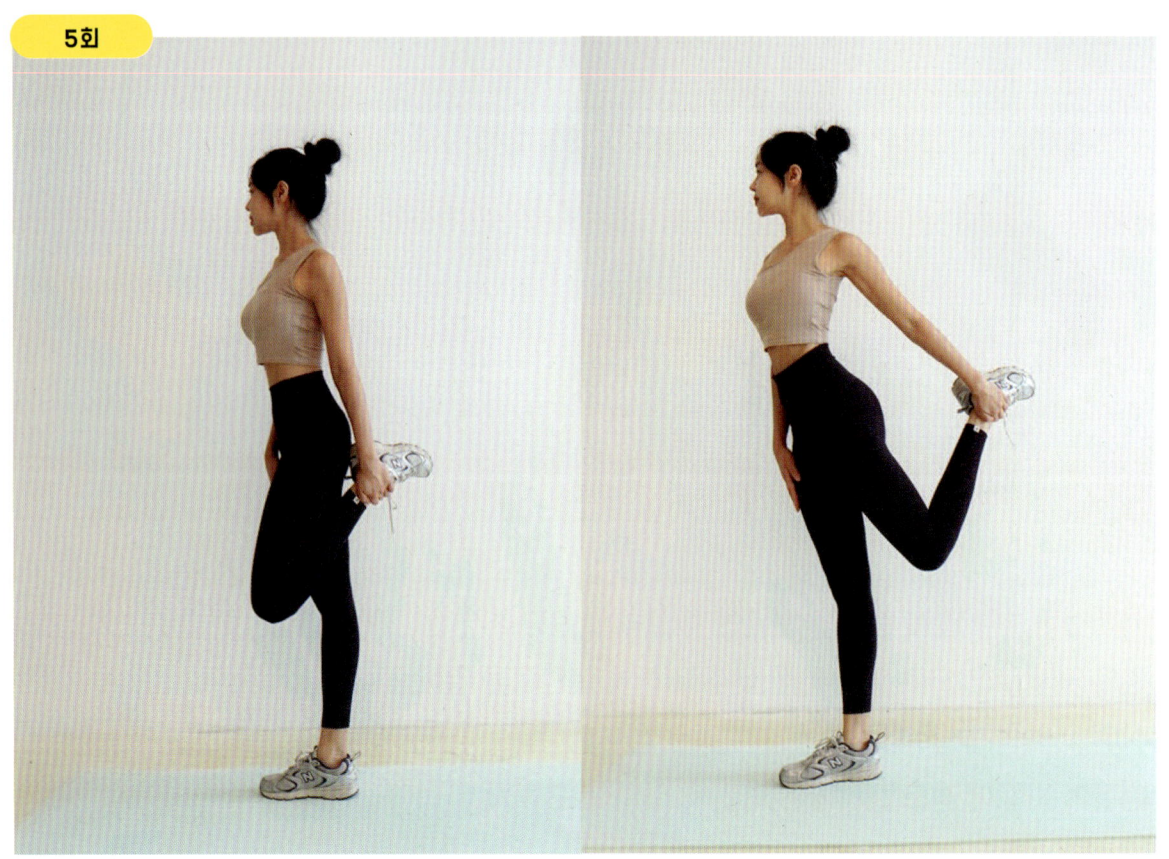

❶ 바르게 선 자세에서 숨을 들이마시며 한쪽 다리를 뒤로 접어 숨을 내쉬면서 손으로 발등을 잡습니다.
❷ 무릎이 벌어지지 않도록 나란히 정렬합니다.
❸ 골반이 앞쪽으로 빠지지 않도록 복부에 힘을 주며 상체를 세웁니다.
❹ 15초 유지한 후 반대쪽도 동일하게 반복합니다.

02 와이드 햄스트링 스트레칭

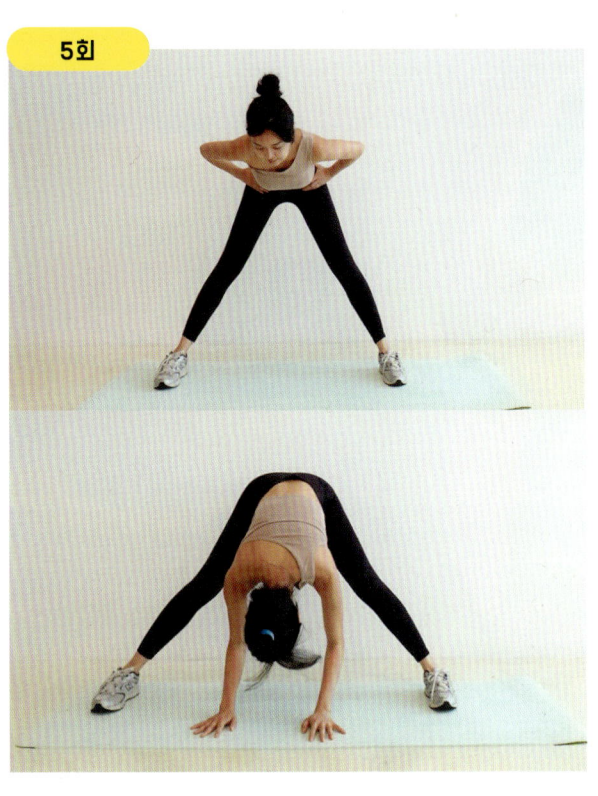

5회

❶ 양발을 어깨너비보다 넓게 벌리고 발끝은 정면 또는 약간 바깥으로 둡니다.
❷ 손을 허리에 올리고 상체를 곧게 세운 채, 숨을 내쉬며 천천히 앞으로 숙입니다.
❸ 가능한 만큼 상체를 숙여 바닥 또는 발목을 짚고 15초 유지합니다.
❹ 숨을 들이마시며 상체를 다시 들어 올려 원위치로 돌아옵니다.

03 엎드려 허벅지 스트레칭

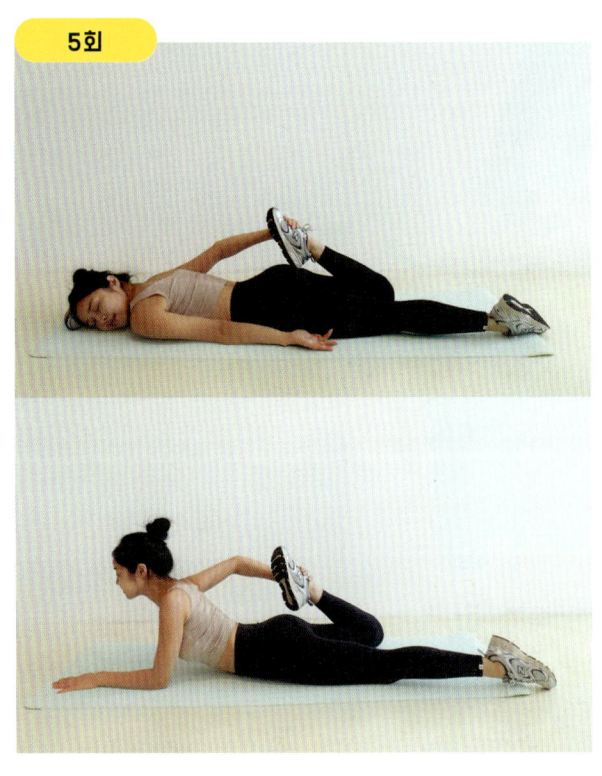

5회

❶ 바닥에 엎드린 상태에서 양팔은 편안하게 두거나 한 팔로 머리를 받칩니다.
❷ 한쪽 무릎을 접어 같은 쪽 손으로 발등을 잡고 숨을 내쉬며 천천히 당깁니다.
❸ 허리가 과하게 들리지 않도록 복부에 힘을 주고, 숨을 들이마시며 허벅지가 바닥에 붙은 상태를 유지합니다.
❹ 15초 유지한 후 반대쪽도 반복합니다.

2
PART

기적의 종아리 괄사 따라 하기

종아리는 혈류 순환과 림프 정체로 쉽게 붓고 뭉치는 부위입니다. 특히 오래 앉아 있거나 많이 걷는 생활 패턴을 유지한다면 발바닥과 종아리의 피로가 누적되며 하체 부종을 유발합니다. 이번 루틴은 발바닥과 발목, 종아리 라인을 따라 단계적으로 자극을 주며 림프 흐름을 촉진하고, 슬림한 다리 라인을 만드는 데 효과적입니다. '이완 → 자극 → 유도 → 운동'으로 설계되었습니다.

1 준비운동

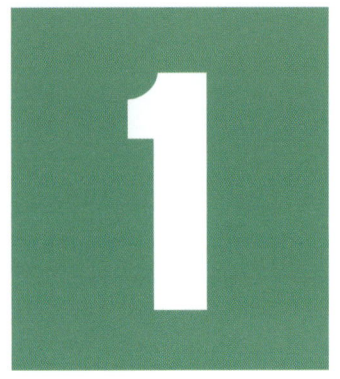

괄사로 자극하기 전, 발바닥과 종아리 주변 근막을 부드럽게 풀어주는 스트레칭으로 시작합니다. 특히 발바닥을 먼저 자극해야 종아리 라인의 순환 효과가 극대화됩니다.

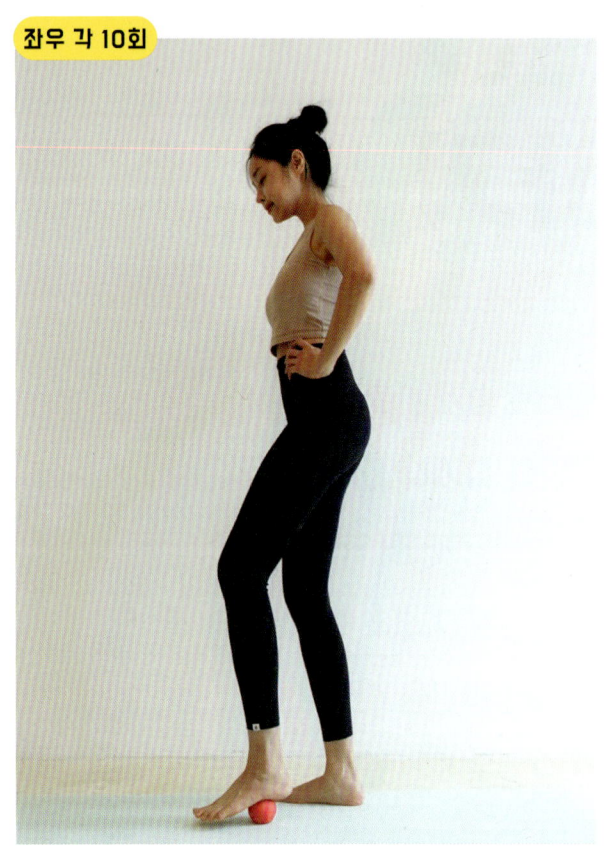

좌우 각 10회

01 마사지 볼로 발바닥을 굴리며 자극합니다.

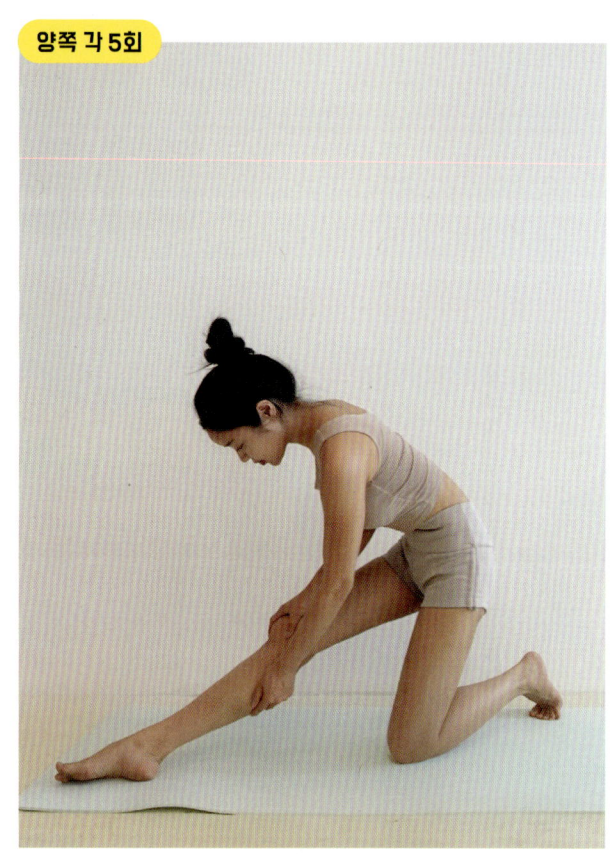

양쪽 각 5회

02 한쪽 발끝을 바깥으로 뻗고, 종아리 뒤쪽을 양손으로 쓸며 근막을 풀어줍니다.

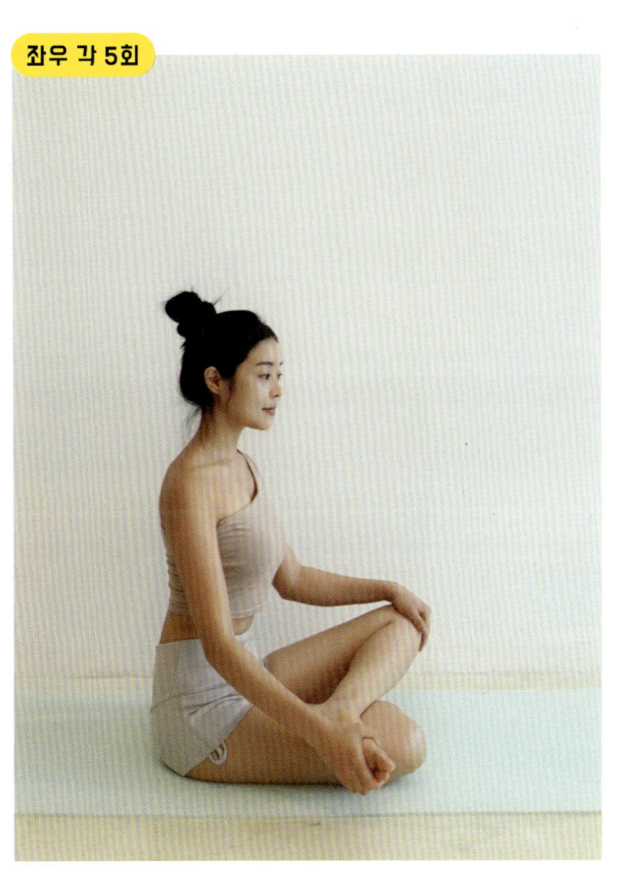

03 바닥에 앉아 한쪽 다리를 다른 쪽 다리 무릎 위에 올린 후, 발목을 돌리며 발끝부터 종아리까지 이완합니다.

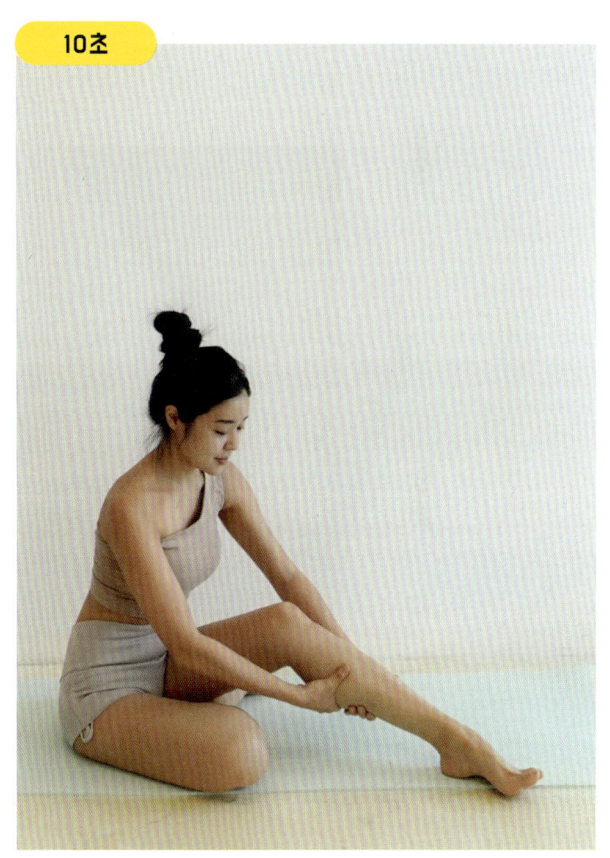

04 두 손으로 종아리를 감싸듯 쥐고, 위아래로 부드럽게 흔들며 마사지합니다.

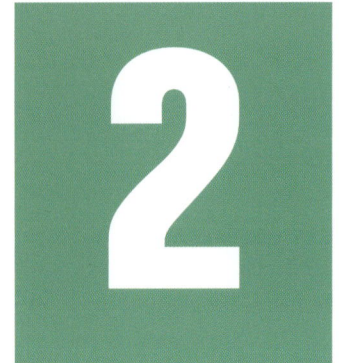

2 본격 괄사

· 권장 횟수 : 주 3~5회
· 소요 시간 : 10~15분

샤워 전이나 자기 전, 또는 오래 걷거나 앉아 있었던 날에 하면 좋습니다. 이번 괄사 루틴은 마사지 볼도 함께 이용하면 더욱 좋습니다.

01 발바닥 이완

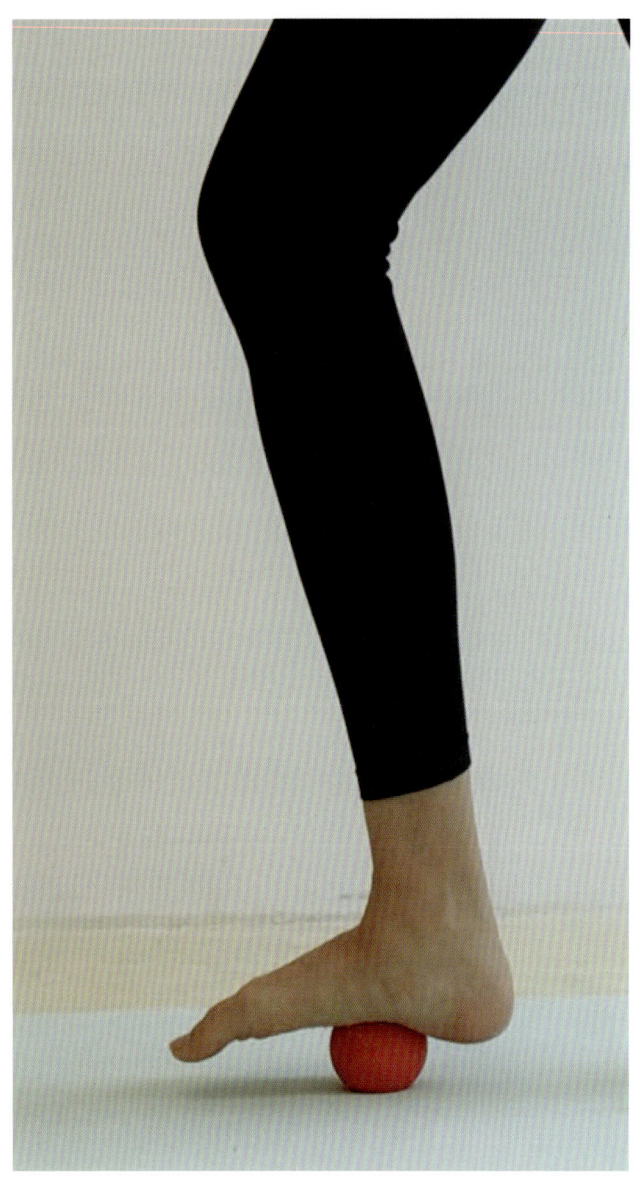

마사지 볼을 밟고 체중을 실어 앞뒤로 굴리며 깊은 자극을 줍니다. 발끝과 발꿈치를 번갈아 눌러 주세요.

효과	종아리 부기 감소 / 림프 순환 개선 / 하체 부기 완화
집중 부위	발바닥 / 발목 / 종아리 옆 / 종아리 뒤쪽
효과 극대화	족욕이나 따뜻한 샤워 후 괄사를 하면 근막이 더 빨리 풀리고 순환이 활발해집니다.

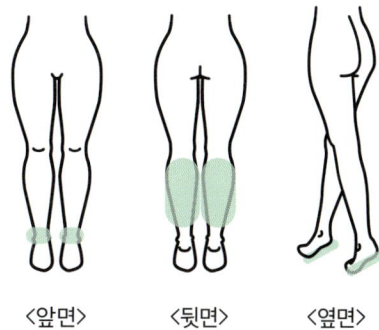

〈앞면〉 〈뒷면〉 〈옆면〉

02 발목 풀기

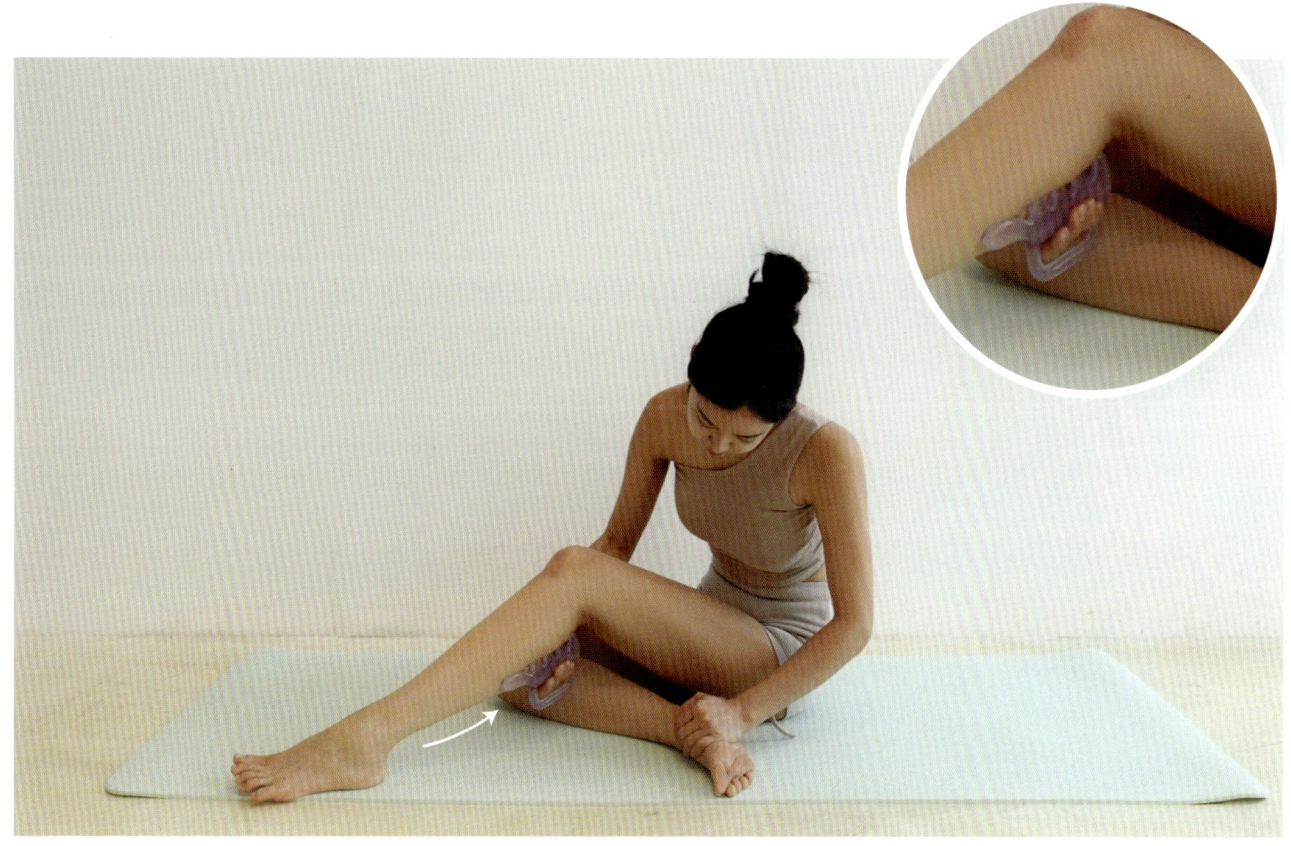

괄사로 발목부터 아킬레스건 라인을 따라 부드럽게 쓸어올리며 자극합니다.

03 종아리 옆면 집중

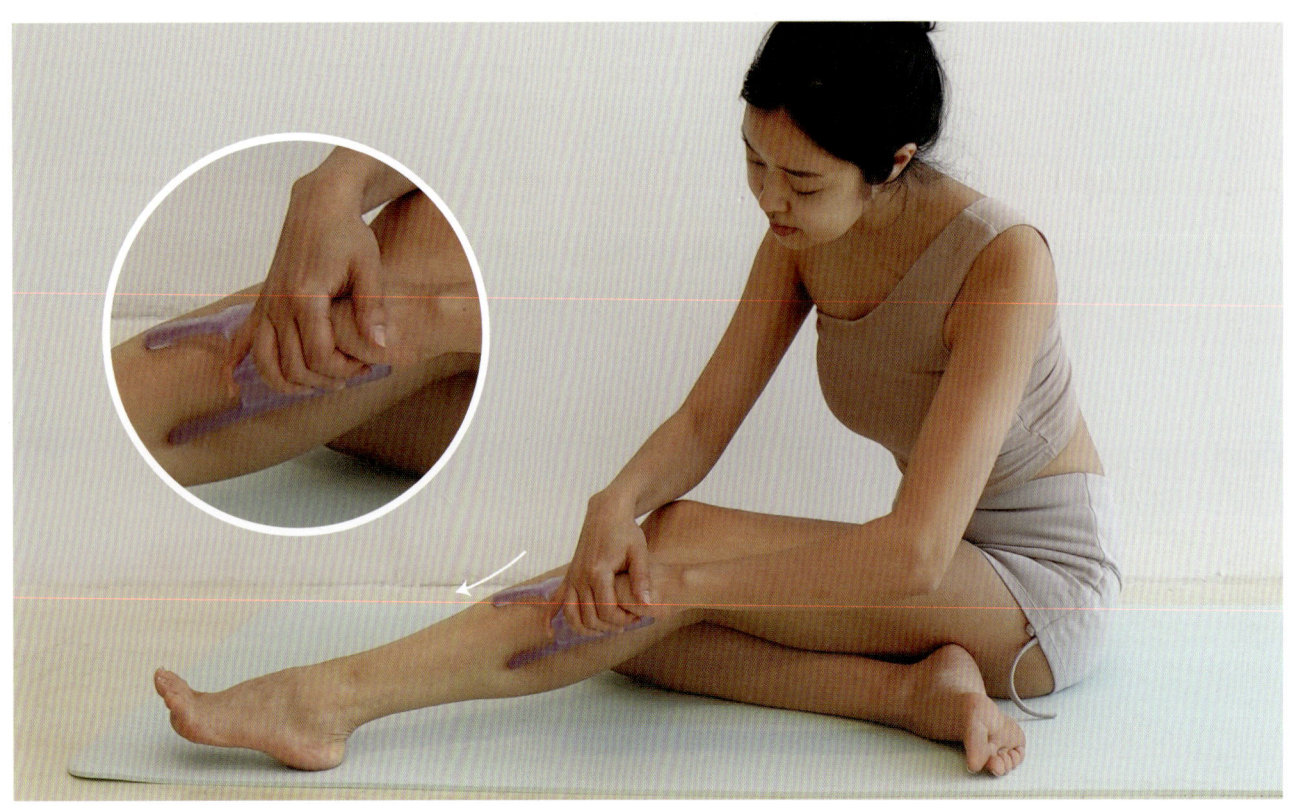

종아리 옆선을 위에서 아래로 반복해서 쓸어내립니다.

04 종아리 뒤 라인 유도

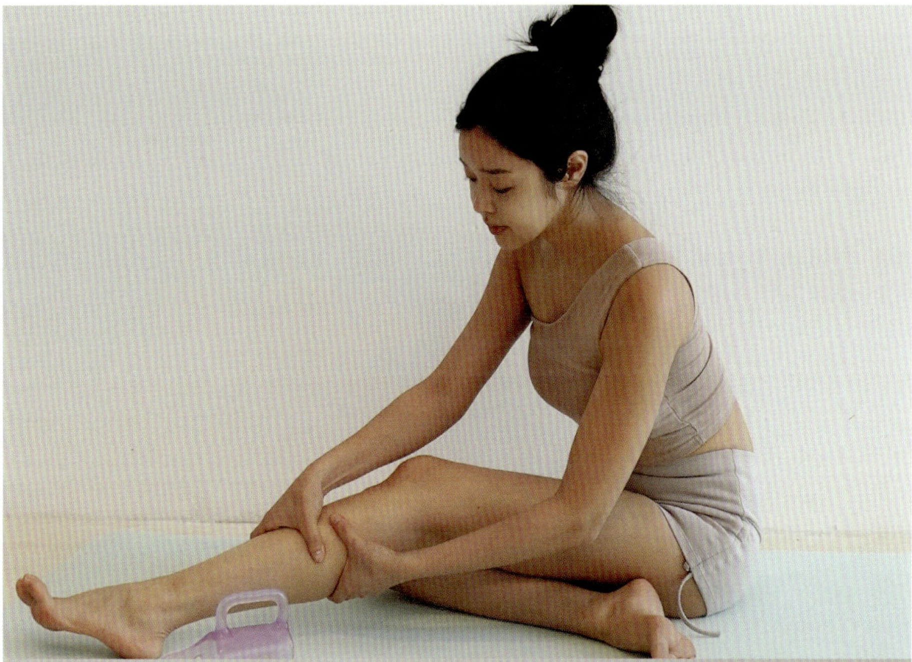

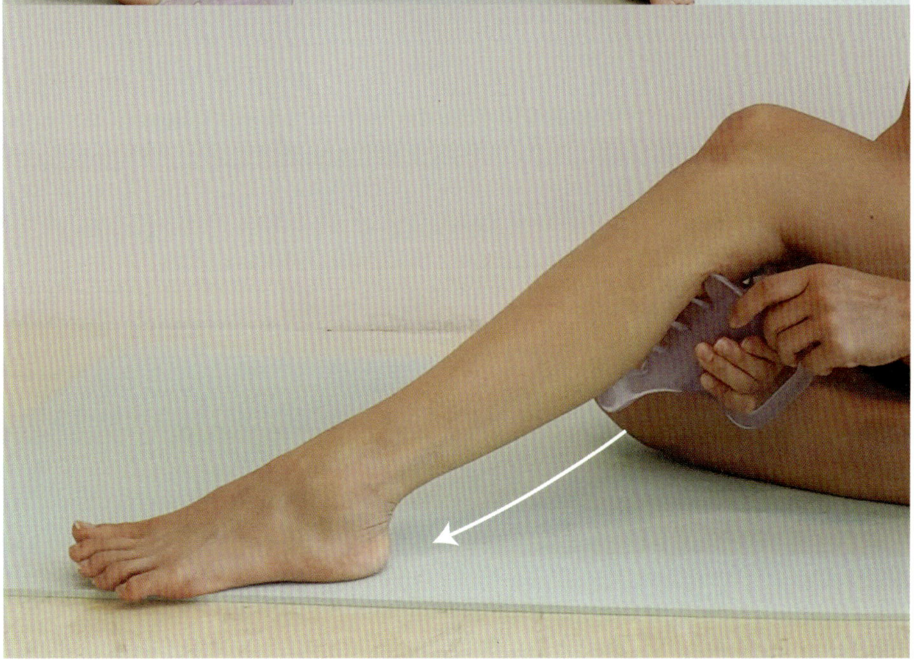

종아리 중심에서 뒤쪽 라인을 따라 림프를 길게 유도하듯 뒤꿈치 쪽으로 부드럽게 쓸어내립니다.

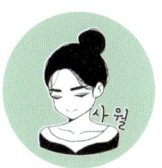

사월's 효과 부스트

종아리는 걷거나 오래 서 있을 때 피로와 부종이 쉽게 쌓이는 부위입니다. 괄사로 림프를 정리한 뒤 가벼운 스트레칭이나 발끝 들기 같은 순환 유도 동작을 병행하면 부종이 눈에 띄게 줄어듭니다. 족욕 + 괄사 조합은 순환 효과를 배가하죠. 하루 10분이면 다리가 가벼워진 것을 느낄 수 있어요.

다이어트 업

UP

살이 더 잘 빠지는 근력 운동 ❶

종아리 긴장 완화 & 라인 정리 근력 루틴

`종아리 근육 수축과 이완` `혈류 촉진`

발끝 당기며 종아리 자극하기

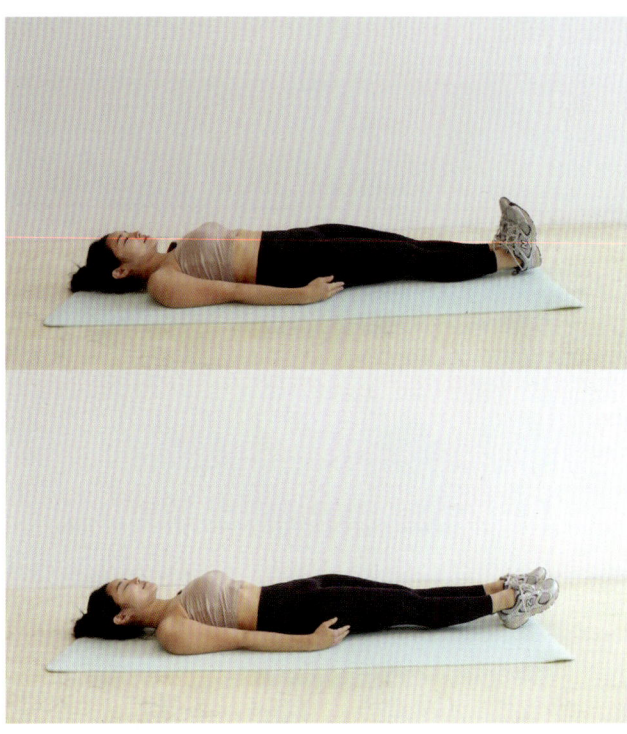

❶ 바닥에 등을 대고 편안히 누우세요.
❷ 양다리를 곧게 뻗고, 숨을 들이마시며 발끝을 아래로 내려 늘였다가 숨을 내쉬며 위로 당기는 동작을 반복합니다.
❸ 발끝을 몸 쪽으로 당기며 종아리의 수축을 느껴주세요.
❹ 15회 반복하고 잠시 휴식한 후 총 2세트 진행합니다.

point · 허벅지나 발목이 흔들리지 않도록 주의하며 종아리 근육만 집중해서 조절합니다.

장시간 서 있거나 앉아 있으면 쉽게 뭉치고 붓는 종아리! 이 부위를 부드럽게 이완하고 혈류를 개선하면 다리 라인이 가벼워지고 부종도 줄어드는 효과를 기대할 수 있어요.

소요 시간 7~10분 / 난이도 하

종아리 뒤쪽 근막 이완   유연성 증가

엎드려 무릎 굽혀 종아리 늘이기

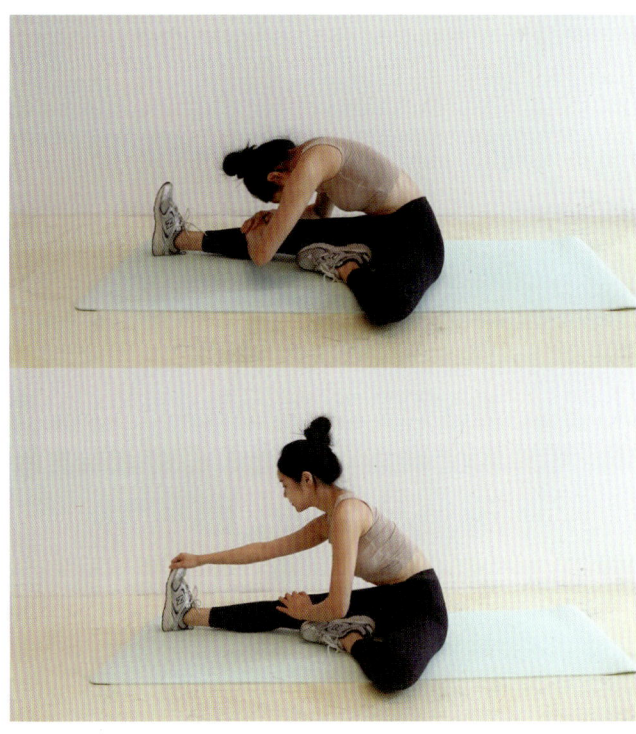

❶ 바닥에 앉아 한쪽 다리는 앞으로 뻗고 다른 쪽 다리는 무릎을 자연스럽게 굽혀 편안한 자세를 잡습니다.
❷ 숨을 내쉬며 상체를 바닥 쪽으로 천천히 숙이며 엉덩이 쪽으로 발끝을 당겨주세요.
❸ 손으로 발등을 잡고 종아리 뒤쪽을 늘여주세요.
❹ 15~30초 유지한 후 다리 바꿔 반복, 총 2세트 진행합니다.

point · 허벅지를 바닥에 붙인 채 종아리만 집중해서 늘여주세요.

종아리 외측 근막 이완 및 순환 촉진 림프 흐름 개선 하체 라인 정리 및 부종 완화

사이드 스트레치 & 펌프

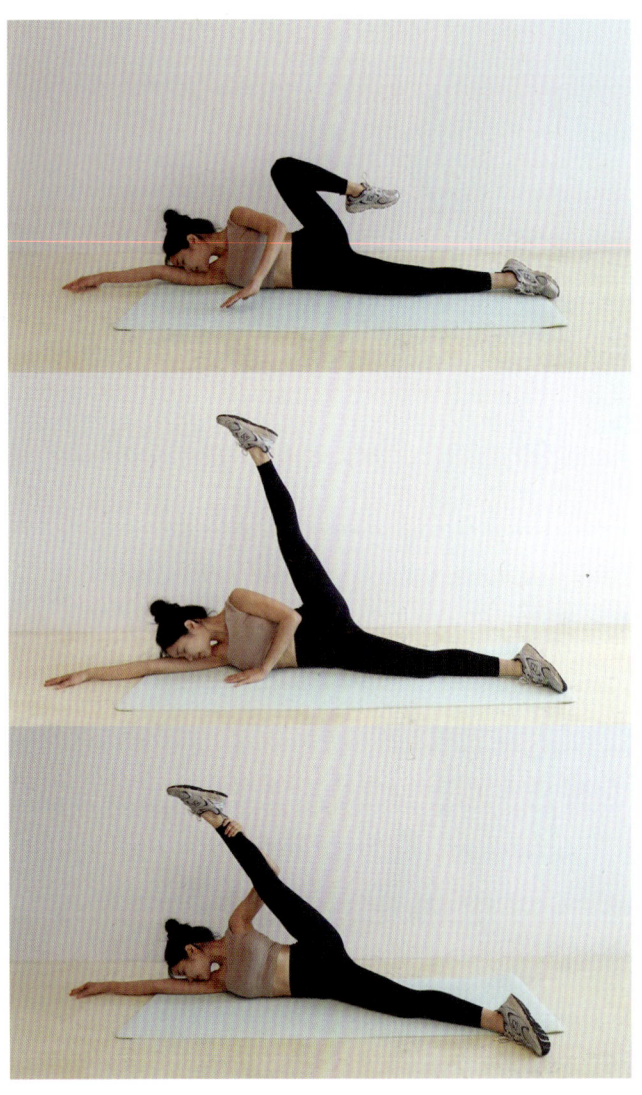

❶ 오른쪽 옆으로 누워 오른쪽 팔은 바닥에 뻗고, 왼쪽 팔은 몸 앞 바닥을 짚어 균형을 잡습니다.

❷ 숨을 들이마시며 왼쪽 다리를 무릎을 살짝 접은 상태로 바닥과 수직이 되도록 들어 올린 후 복부에 힘을 주고 자세를 고정합니다.

❸ 다리 전체를 고정한 채 숨을 내쉬며 무릎을 쭉 펴면서 발끝을 위로 길게 뻗어줍니다.

❹ 가능하다면 왼쪽 손으로 발끝이나 발목을 가볍게 잡아 더 길게 늘여줍니다.

point
· 다리 전체가 흔들리지 않도록 복부와 엉덩이에 힘을 주세요.
· 발목의 앞뒤 움직임(플렉스 & 포인팅)에 집중하며 종아리와 발목 근육을 사용하세요.
· 몸이 기울지 않게 정렬을 유지하고, 목과 어깨는 편안히 둡니다.

다이어트 업 UP

살이 더 잘 빠지는 근력 운동 ❷
종아리 자극 코어 안정 루틴

`종아리 근막 이완 및 하체 정렬`　`햄스트링, 종아리 유연성 향상`　`림프 순환 개선 및 부종 완화`

무릎 펴고 종아리 세로로 늘이기

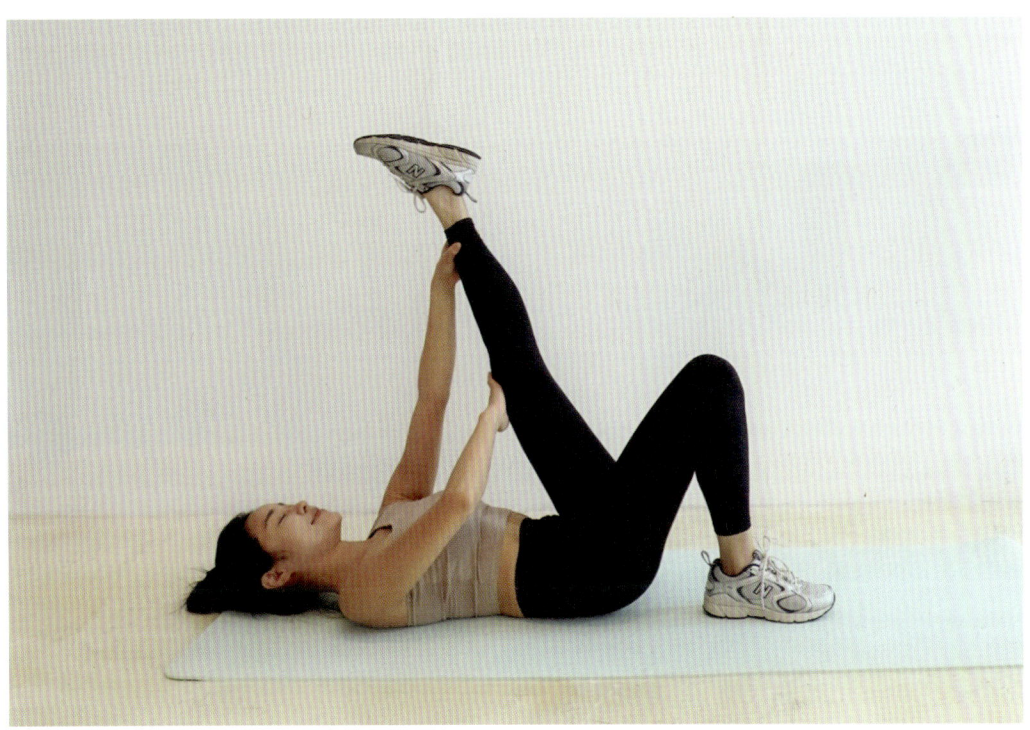

❶ 바닥에 누운 자세에서 한쪽 다리는 무릎을 세운 채 바닥에 고정합니다.
❷ 다른 쪽 다리는 무릎을 곧게 편 상태로 숨을 들이마시며 천천히 들어 올립니다. 양손으로 들어 올린 다리의 종아리 또는 발목을 부드럽게 감싸 잡습니다.
❸ 숨을 내쉬며 다리 뒤쪽이 자연스럽게 늘어나는 느낌을 유지하며 10~12회 깊은 호흡을 반복합니다.
❹ 반대쪽도 같은 방식으로 진행, 2세트 실시합니다.

point
· 허리와 어깨는 바닥에 밀착시켜 고정하세요.
· 들어 올린 다리는 무리하지 말고 가능한 범위에서 편안하게 늘여주세요.
· 지지하는 다리는 무릎을 살짝 세워 허리 부담을 줄이고 안정적으로 유지하는 게 핵심입니다.

림프를 자극해 근막을 이완한 후, 종아리와 코어를 함께 활성화하는 효과적인 근력 루틴입니다.

소요 시간 7분 / 난이도 하

`종아리 앞쪽 근막 이완` `발목 라인 정리` `코어 안정성 강화`

테이블 톱 스트레칭

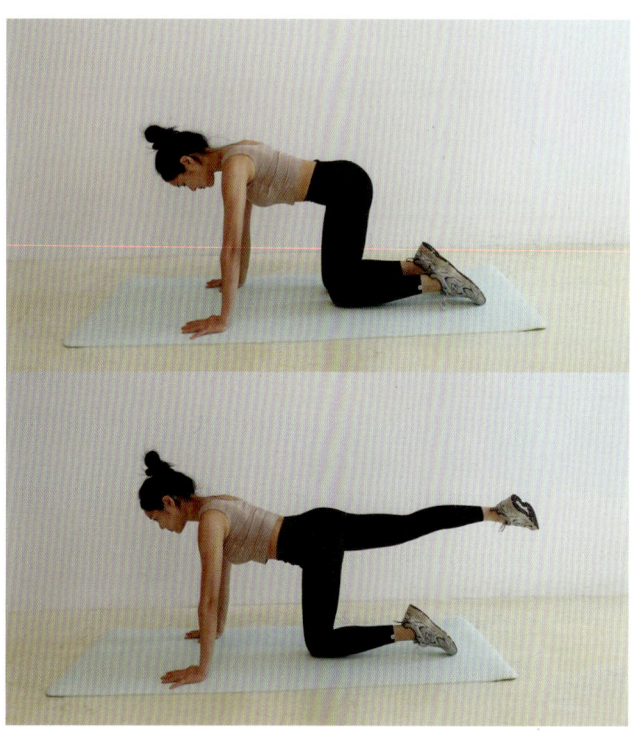

❶ 무릎을 구부리고 두 손바닥으로 바닥을 짚어 테이블 자세를 취합니다(어깨 아래 손, 골반 아래 무릎 위치).
❷ 숨을 들이마시며 한쪽 다리를 뒤로 뻗어 발끝을 바닥을 향해 세우고, 숨을 내쉬며 발끝을 뻗어 허리와 엉덩이, 뒤로 뻗은 다리가 일직선이 되도록 만듭니다.
❸ 종아리 앞쪽이 땅기는 느낌에 집중하며 2~3초 유지한 후 힘을 풀어줍니다.
❹ 10~12회 반복한 후 반대쪽도 동일하게 진행합니다. 총 2세트 진행합니다.

point
· 발끝으로 바닥을 지그시 눌러 종아리 앞쪽 근막을 길게 늘여주세요.
· 허리를 꺾지 말고 복부에 힘을 주어 코어를 안정화하세요.
· 무릎이나 손목에 통증이 느껴질 경우, 매트나 쿠션을 사용해도 좋습니다.

종아리 뒤쪽(비복근, 가자미근) 근막 이완　　햄스트링과 발바닥까지 림프 흐름 촉진　　전신 순환과 코어 정렬 개선

테이블 → 다운 독 전환하며 종아리 스트레칭

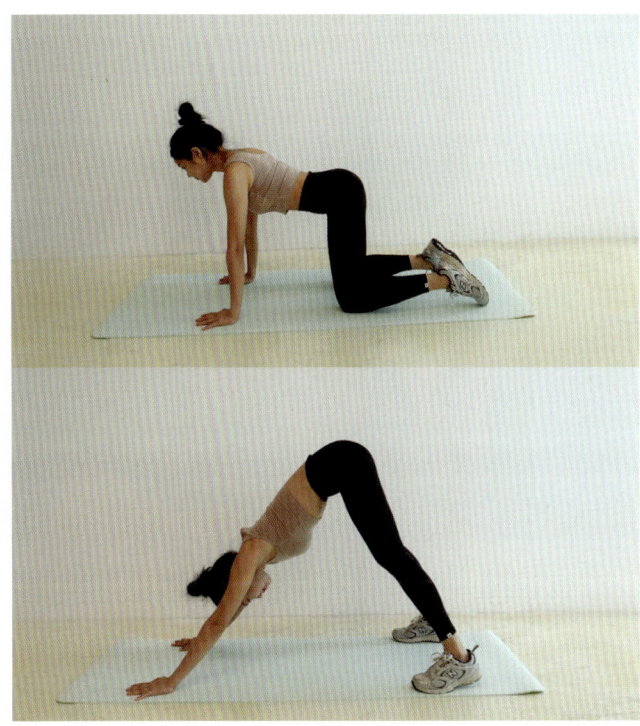

❶ 무릎을 구부리고 두 손바닥으로 바닥을 짚어 테이블 자세를 취합니다.
❷ 숨을 내쉬며 복부에 힘을 주면서 엉덩이를 천장 쪽으로 들어 올리고, 무릎을 가능한 한 펴며 다운독 자세로 전환합니다.
❸ 발뒤꿈치를 바닥 쪽으로 지그시 눌러주며 종아리 뒤쪽 전체를 이완합니다.
❹ 이 자세에서 호흡을 10~12회 반복하며 유지한 뒤 숨을 들이마시며 다시 테이블 자세로 돌아옵니다. 총 2세트 진행합니다.

point
· 발뒤꿈치가 바닥에 닿지 않아도 괜찮습니다. 종아리 뒤쪽이 늘어나는 자극에 집중하세요.
· 손바닥은 단단히 바닥을 밀고, 어깨와 목은 긴장을 풀어 자연스럽게 유지합니다.
· 처음엔 무릎을 살짝 굽혀 시작해도 좋습니다. 깊이 호흡하며 부드럽게 진행하세요.

다이어트 부스터 booster

살이 쭉쭉 빠지는 순환 유산소 루틴 ❶
종아리 림프 순환 워크

`종아리 근막의 탄성 회복` `림프 순환 촉진 및 발끝 혈류 개선` `무거운 하체 순환 촉진` `유산소 리듬 강화`

종아리 튕기기 스텝

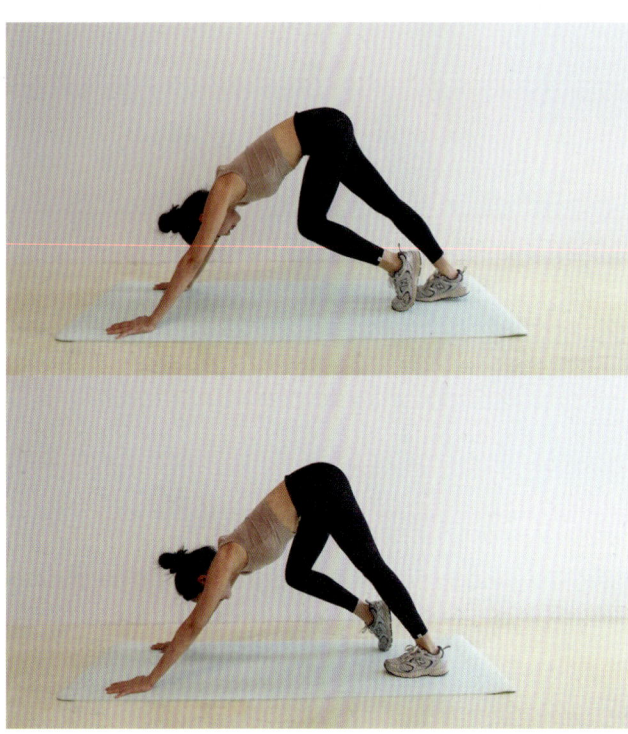

❶ 엉덩이를 들어 올려 삼각형 자세를 취하는 다운 독 자세에서 시작합니다.
❷ 한쪽 무릎을 굽히며 숨을 내쉬면서 반대쪽 뒤꿈치를 바닥 쪽으로 밀어내듯 종아리를 당깁니다.
❸ 숨을 들이마시며 교차로 무릎을 굽혔다 펴면서 종아리를 리듬감 있게 튕겨주는 동작을 반복합니다. 20~30초간 자연스럽게 호흡을 이어가며 진행하세요.
❹ 15~20회씩, 2세트 진행합니다.

point
· 종아리에 리드미컬한 자극이 가해지도록 하며, 무릎은 가볍고 부드럽게 움직입니다.
· 발뒤꿈치가 바닥에 닿지 않아도 괜찮아요. 종아리 아래쪽의 탄력을 회복하는 게 핵심입니다.
· 어깨와 손목에 힘이 과도하게 실리지 않도록, 상체는 부드럽고 안정적으로 유지하세요.

짧은 유산소로 종아리 림프 순환을 촉진하고, 하체 부종 개선 및 대사량을 끌어올리는 워밍업 루틴입니다.

소요 시간 5~7분 / 난이도 중

종아리 및 발목 근막 활성화　하체 림프 순환 개선　균형감각 향상 및 발끝 유연성 강화

토 플렉스 워크

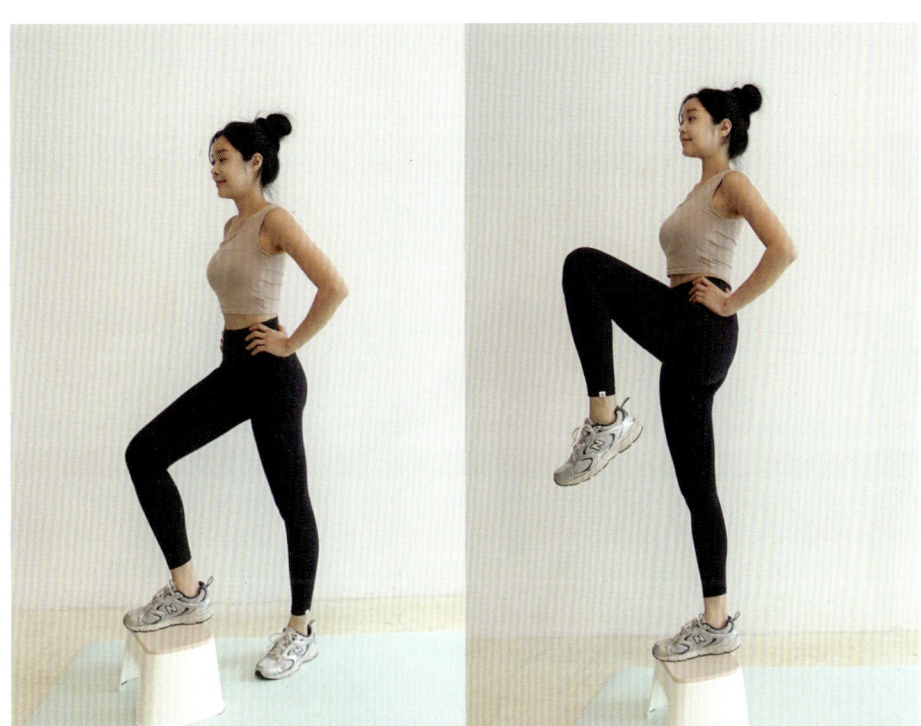

❶ 숨을 들이마시며 한쪽 발을 스텝 박스(또는 단단한 발판)에 올린 자세에서 시작합니다.
❷ 숨을 내쉬며 반대쪽 다리를 무릎 높이까지 들어 올리면서 발끝을 몸 쪽으로 강하게 당겨줍니다.
❸ 시선은 정면을 향하고, 복부에 힘을 주어 중심을 잡습니다.
❹ 천천히 다시 내려오고 양쪽 다리를 교체하며 반복합니다.
❺ 양쪽 각 10~15회, 총 2세트 실시하세요.

point
· 발끝을 위로 당기는 발목 플렉스 동작이 종아리 깊은 곳까지 자극을 전달해요.
· 중심이 흔들릴 경우, 양손으로 허리나 벽을 짚고 균형을 잡아주세요.
· 단단한 지면 위에서 할 경우, 충격이 가지 않도록 무릎을 살짝 굽힌 채 진행하세요.

종아리 중심 밸런스 강화　둔근(엉덩이) 자극　코어 안정　림프 흐름 개선　하체 라인 교정

스탠딩 히프 리프트

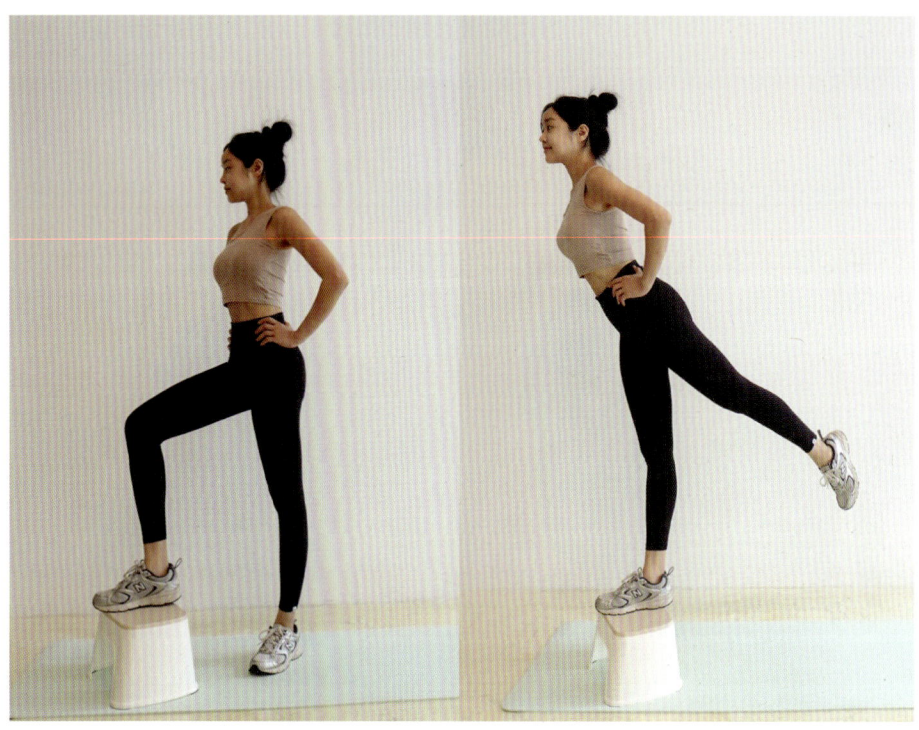

❶ 한쪽 발을 스텝 박스(또는 단단한 발판) 위에 올리고 반대쪽 다리는 바닥에 둡니다.
❷ 숨을 들이마시며 복부에 힘을 주고 상체를 길게 세운 상태에서, 숨을 내쉬며 반대쪽 다리를 뒤로 길게 뻗어 올리고 중심을 잡습니다.
❸ 엉덩이와 종아리를 조이듯 다리를 들어 올렸다가 천천히 내립니다.
❹ 양쪽 10~12회씩 반복, 총 2세트 진행합니다.

point
· 무릎을 과하게 꺾지 않도록, 중심 발은 살짝 굽혀 무게를 분산하세요.
· 다리를 높이 드는 것보다 엉덩이에서 힘을 써서 다리를 뻗는 느낌에 집중합니다.
· 등과 목이 꺾이지 않도록 상체는 일직선으로 유지하세요.

다이어트 부스터 booster

살이 쭉쭉 빠지는 순환 유산소 루틴 ❷
종아리 순환 점프 루틴

`종아리 펌핑을 통한 림프 순환 촉진`   `발목, 무릎 주변 탄성 회복`   `전신 혈액순환`   `코어 정렬 자극`

카프 펌핑 리프트

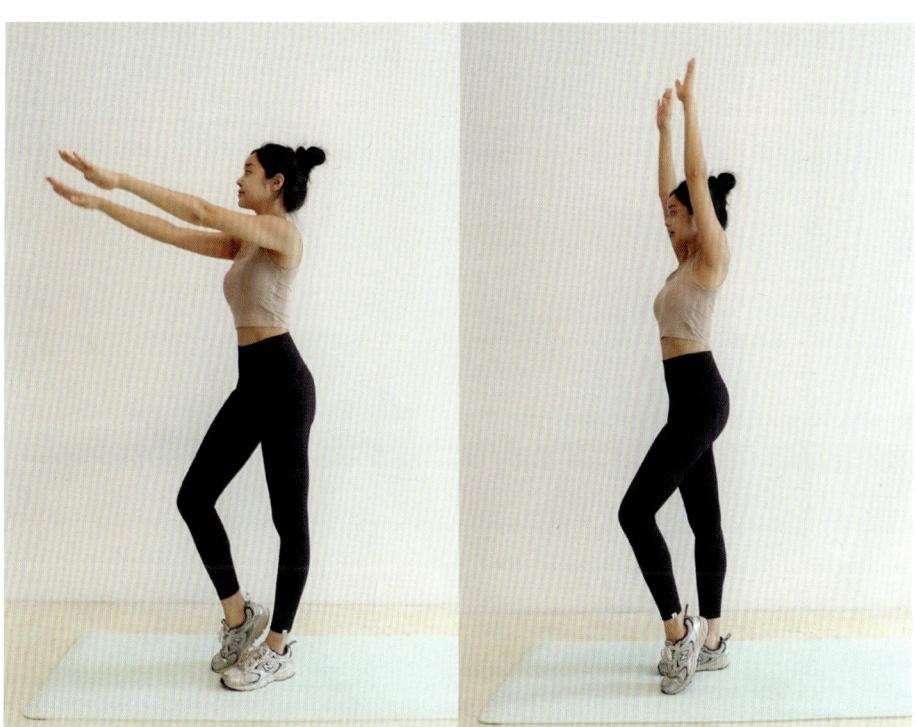

❶ 양발을 모으고 서서 팔은 앞으로 자연스럽게 뻗습니다.
❷ 숨을 들이마시며 팔을 머리 위로 들어 올리면서 한쪽 발뒤꿈치를 들어 몸을 최대한 늘여줍니다.
❸ 숨을 내쉬며 발뒤꿈치를 천천히 바닥으로 내리면서 원위치로 돌아옵니다.
❹ 15~20회 반복, 리듬감 있게 2세트 진행하세요.

point
· 발뒤꿈치를 너무 빨리 떨어뜨리지 말고 천천히 유지하며 내려주세요.
· 복부와 엉덩이에 힘을 주어 상체가 흔들리는 것을 줄이고, 전신을 위로 길게 늘이는 느낌을 유지하세요.

괄사 후 종아리 림프 순환을 빠르게 돕는 집중 루틴입니다.

소요 시간 5분 / 난이도 중

종아리 외측과 옆구리 근막 이완 전신 유연성 향상 림프 순환 자극 라인 정리

사이드 리치 스윙

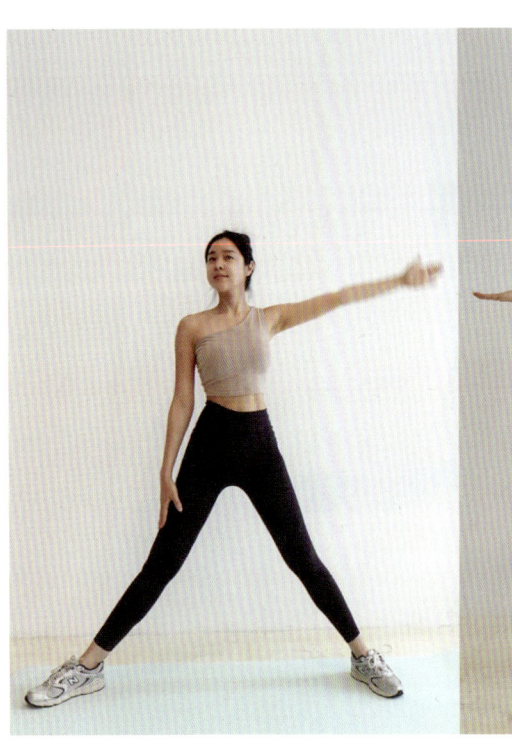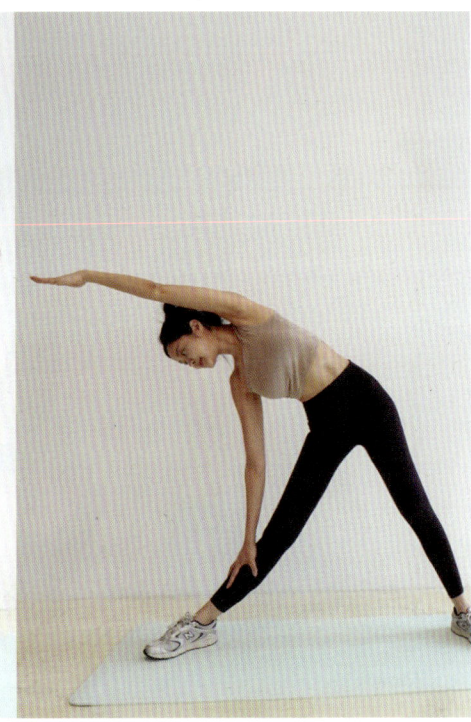

❶ 다리를 어깨너비보다 넓게 벌리고 숨을 내쉬며 양팔을 가볍게 늘어뜨리거나 옆으로 뻗은 상태에서 시작합니다.
❷ 한쪽 팔을 길게 뻗으며 반대쪽 다리를 향해 상체를 기울여 옆구리와 종아리를 늘입니다.
❸ 숨을 들이마시며 중심으로 돌아왔다가 반대 방향도 동일하게 반복합니다.
❹ 양쪽 번갈아 20~30초간 리듬감 있게 반복하며, 총 2세트 진행합니다.

point
· 동작은 천천히, 부드럽게 이어가며 호흡과 리듬을 맞추세요.
· 팔을 뻗을 때 몸통 전체가 옆으로 기울어져야 옆구리와 종아리 자극이 극대화됩니다.
· 고정된 다리의 무릎은 너무 단단히 버티지 말고 살짝 여유를 두어 부드럽게 유지하세요.

종아리 & 허벅지 근막 이완   림프 순환 자극   하체 안정성과 코어 중심 회복

프런트 런지 리치

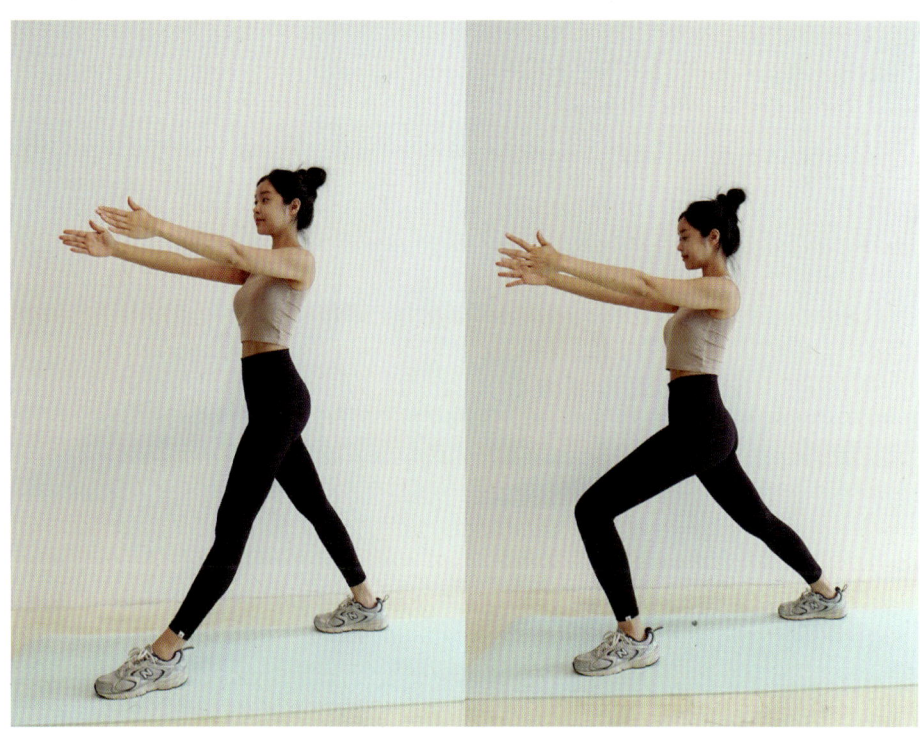

❶ 양발을 앞뒤로 넓게 벌리고 서서, 양팔을 앞으로 길게 뻗습니다.
❷ 앞다리 무릎을 굽히며 런지 자세로 내려가고, 팔은 그대로 앞으로 뻗은 상태를 유지합니다.
❸ 앞다리의 종아리와 허벅지, 뒤쪽 다리의 허벅지 앞쪽이 동시에 늘어납니다.
❹ 숨을 들이마시면서 일어나고, 숨을 내쉬면서 반대쪽 다리로 반복합니다.
❺ 좌우 8~10회씩 교차 진행, 총 2세트 반복하세요.

point
· 무릎이 너무 앞으로 나가지 않도록 뒤꿈치에 체중을 실어 균형을 잡으세요.
· 팔을 뻗은 상태에서 어깨가 귀에서 멀어지게 유지해 상체의 긴장을 풀어줍니다.
· 발뒤꿈치가 뜨지 않도록, 양발 바닥을 끝까지 붙여주세요.

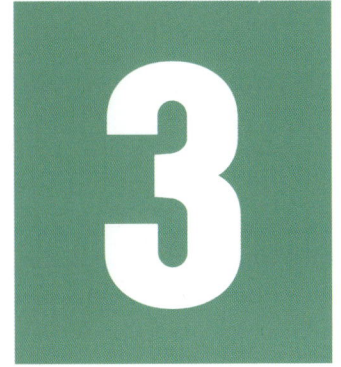

마무리 스트레칭

운동과 괄사로 자극받은 종아리 근육을 안정화하는 마무리 루틴입니다.

01 벽 짚고 종아리 이완

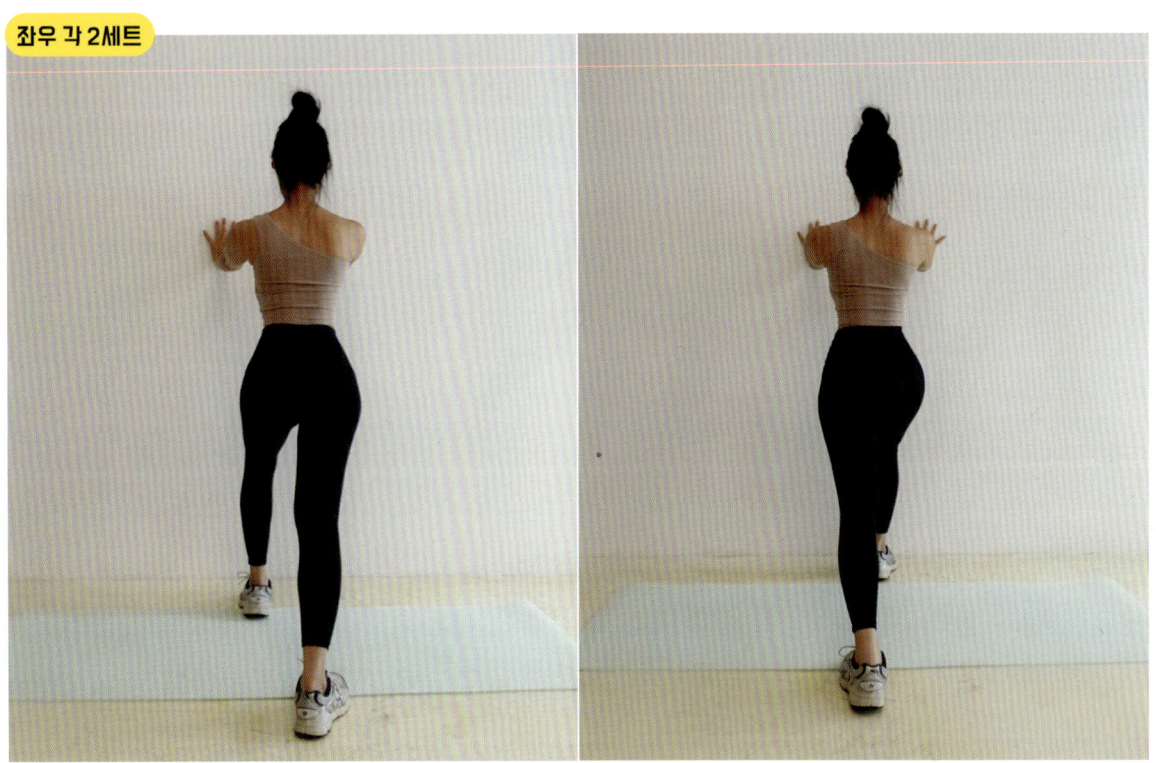

좌우 각 2세트

❶ 벽을 보고 서서 숨을 들이마시며 양손으로 가볍게 벽을 짚습니다.

❷ 한쪽 다리를 뒤로 크게 뻗고, 숨을 내쉬면서 뒤꿈치를 바닥으로 눌러주세요.

❸ 앞다리의 무릎을 가볍게 굽혀 종아리가 깊게 땅기는 느낌이 들 때까지 자세를 낮춥니다. 이때 계속 천천히 숨을 내쉬며 종아리 이완을 느껴주세요.

❹ 15~20초 유지하며 자연스럽게 호흡을 이어간 후 숨을 들이마시며 다리를 다시 제자리로 놓습니다. 반대쪽도 동일하게 반복합니다.

❺ 좌우 2세트 진행합니다.

02 의자 스트레칭

좌우 각 2세트

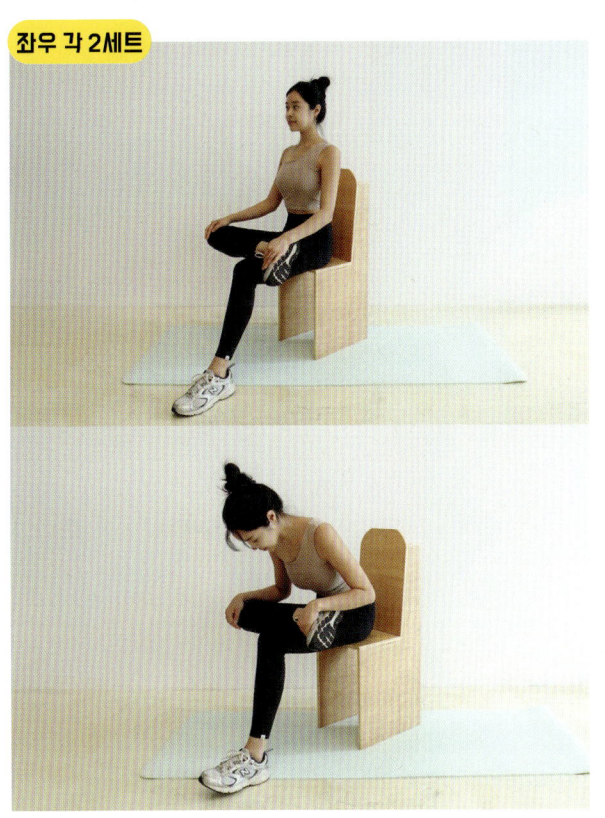

❶ 의자에 허리를 곧게 세우고 앉아, 한쪽 다리를 반대쪽 무릎 위에 올립니다(발목이 무릎 위에 오도록).
❷ 숨을 들이마시며 척추를 길게 세운 뒤, 숨을 내쉬며 상체를 천천히 앞으로 숙입니다.
❸ 엉덩이와 고관절 바깥쪽이 땅기는 느낌이 드는 순간 멈추고, 자연스럽게 호흡합니다.
❹ 15~20초간 유지한 후 반대쪽도 동일하게 진행합니다.

03 종아리 트위스트 이완

좌우 각 2세트

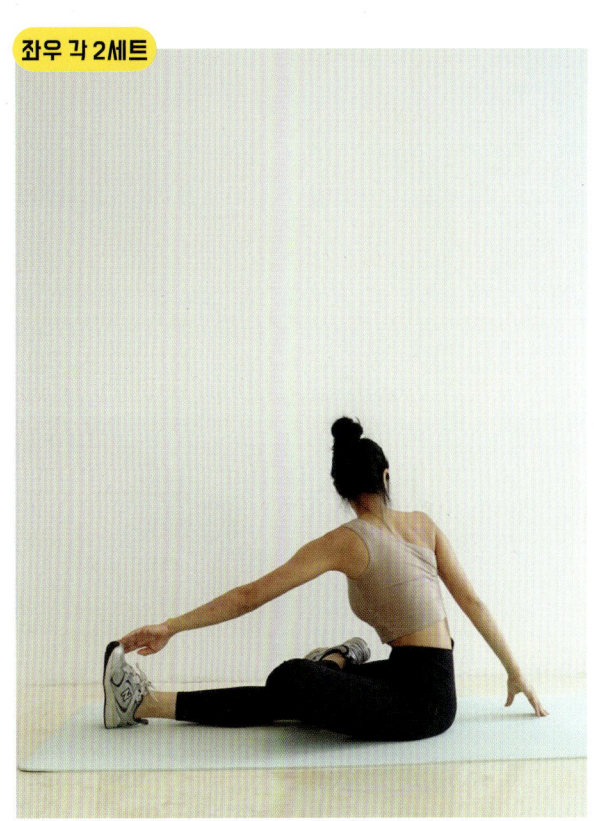

❶ 바르게 앉아 숨을 들이마시며 오른쪽 다리는 앞으로 뻗고, 왼쪽 다리는 무릎을 접어 체중을 실어줍니다.
❷ 숨을 내쉬며 상체를 벽 쪽으로 천천히 회전하면서 오른손은 바닥을 사선으로 짚고 왼손은 앞에 뻗은 발끝을 가볍게 잡습니다. 종아리 바깥쪽이 길게 늘어나는 느낌에 집중하세요.
❸ 자연스럽게 호흡을 유지하며 10~15초 유지합니다.
❹ 숨을 들이마시며 천천히 돌아온 후, 반대쪽도 동일하게 반복합니다.
❺ 좌우 각 1세트씩, 총 2세트 진행합니다.

PART 3

기적의
고관절 & 골반
괄사 따라 하기

고관절과 골반 주변은 하체 순환과 체형 안정에 중요한 역할을 합니다. 장시간 앉아 있거나 자세가 불균형할 경우 통증과 부종이 쉽게 생기며, 피로감을 유발할 수 있습니다. 이번 루틴은 고관절 주변 림프 흐름을 활성화하고, 골반 라인을 부드럽게 정돈해주는 괄사 루틴입니다. '이완 → 자극 → 유도 → 운동' 순서로 구성되어 있으며, 림프 흐름과 해부학적 구조를 고려해 설계했습니다.

1 준비운동

괄사 자극 전, 골반과 고관절 주변 근막을 부드럽게 풀어주는 스트레칭으로 시작합니다.

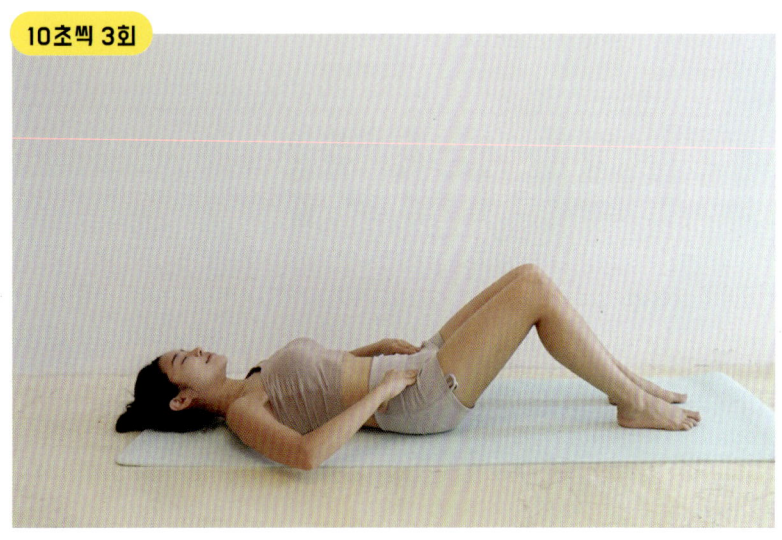

10초씩 3회

01

양쪽 무릎을 세우고 누운 상태에서, 양손으로 골반뼈 옆을 원을 그리듯 마사지합니다.

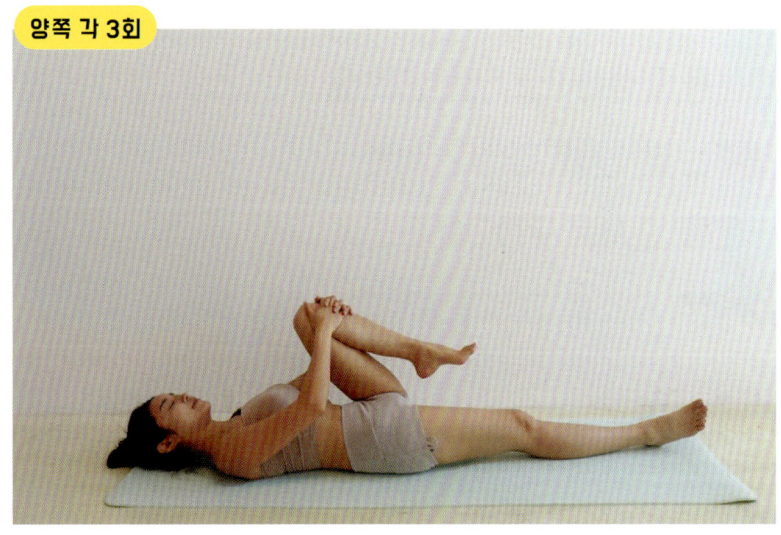

양쪽 각 3회

02

누운 상태에서 한쪽 무릎을 가슴 쪽으로 당겨 엉덩이 주변을 천천히 이완합니다.

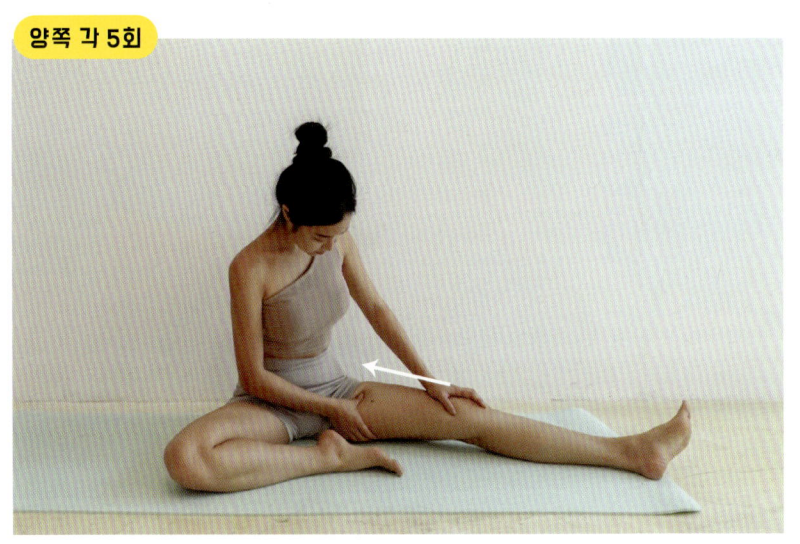

03

한쪽 다리는 접고 한쪽 다리는 펼쳐 앉은 후, 양손으로 펼친 다리의 허벅지 안쪽부터 사타구니 쪽으로 가볍게 쓸어줍니다.

2 본격 괄사

- 권장 횟수 : 주 3~5회
- 소요 시간 : 10~15분

샤워 전이나 운동 전후, 림프 순환이 활발할 때 하면 좋습니다.

01 고관절 앞쪽 근막 이완

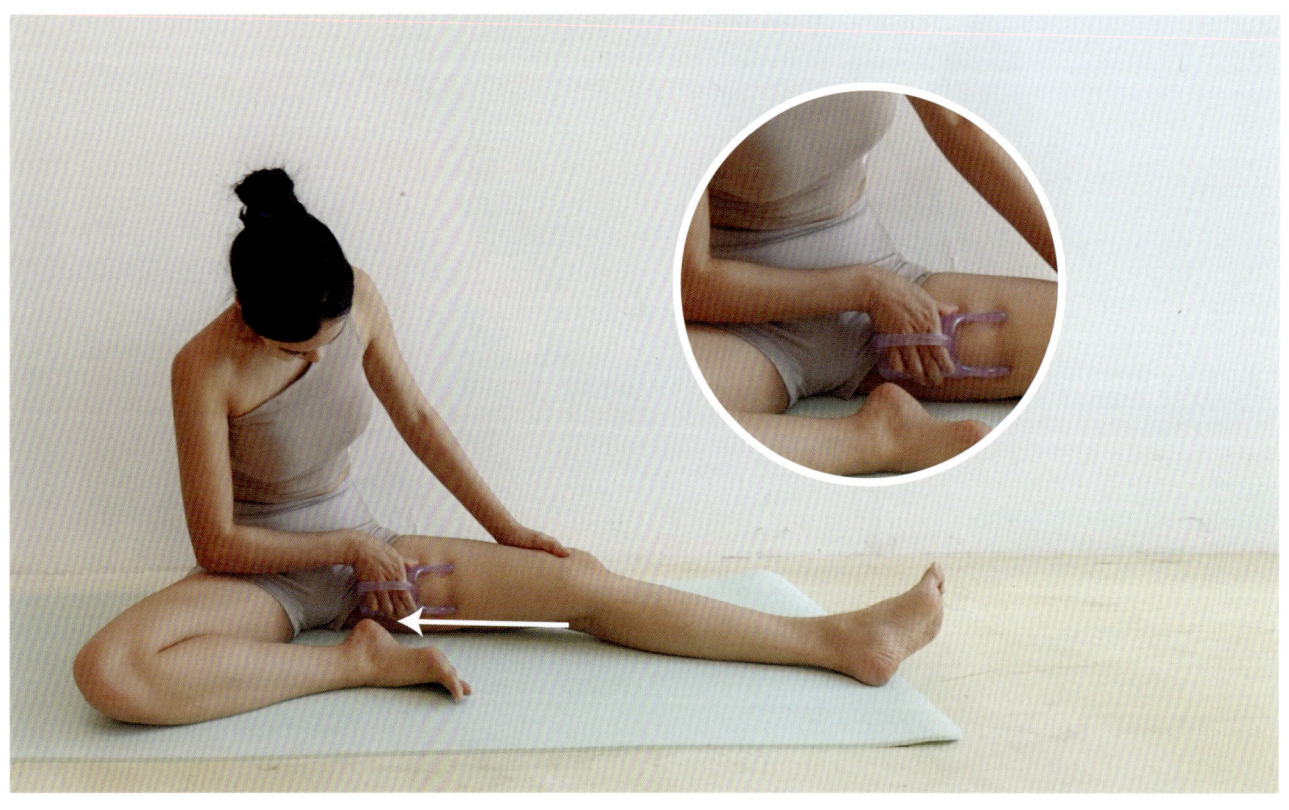

한쪽 다리를 바깥쪽으로 접어 앉은 상태에서 상체를 앞으로 살짝 기울인 후, 양손으로 허벅지 안쪽부터 사타구니 방향으로 부드럽게 쓸어줍니다.

효과	고관절 유연성 향상 / 림프 순환 개선 / 골반 주변 이완
집중 부위	고관절 주변 / 사타구니 / 엉덩이 측면
효과 극대화	온찜질 후 괄사를 하면 근막 이완과 림프 배출이 더욱 잘 이루어집니다.

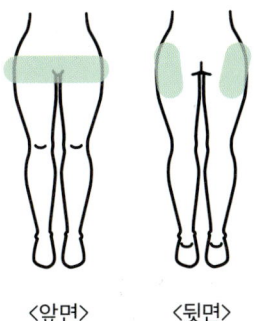

⟨앞면⟩   ⟨뒷면⟩

02 고관절 바깥쪽 림프 자극

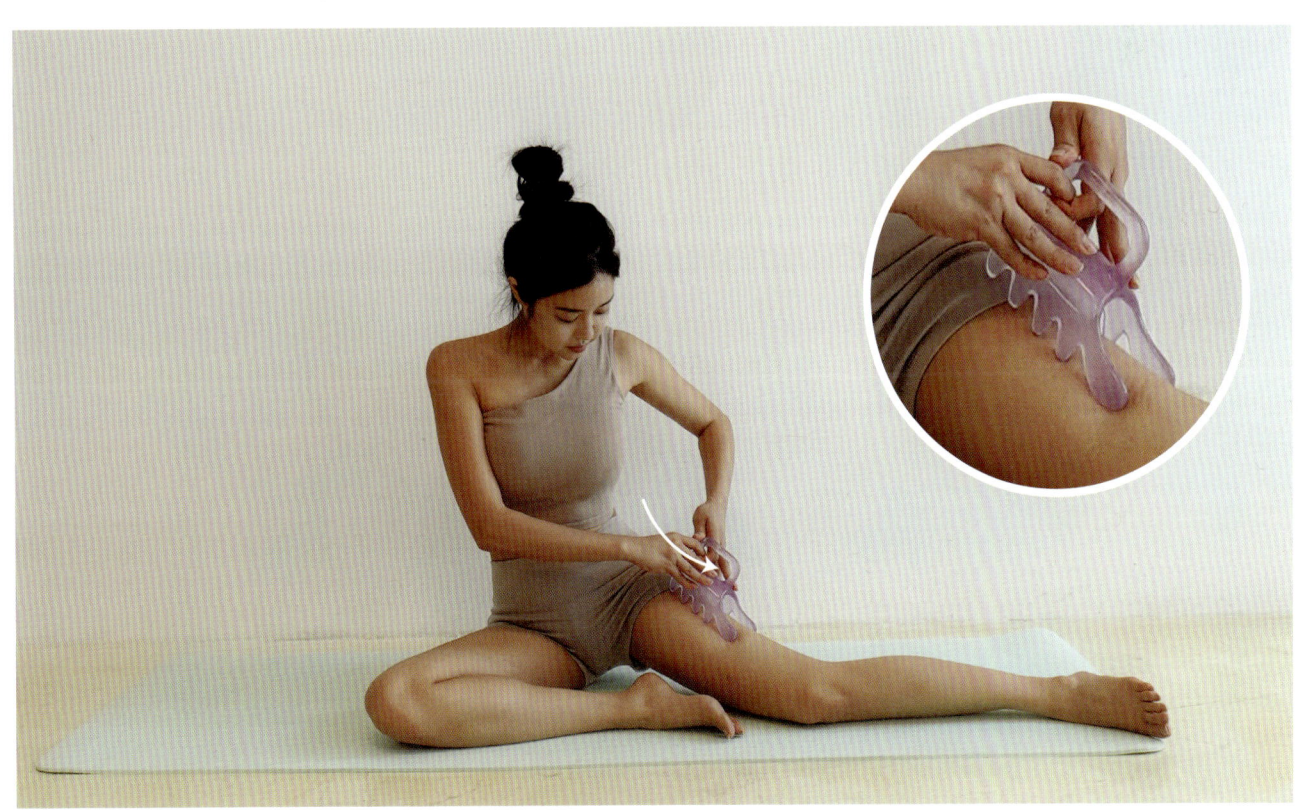

엉덩이 옆부터 대퇴 바깥쪽을 따라 괄사로 위에서 아래로 쓸어내립니다.

03 엉덩이 아래 집중 마사지

좌우 엉덩이 아래 접히는 부분을 괄사로 원을 그리듯 문질러 이완시킵니다.

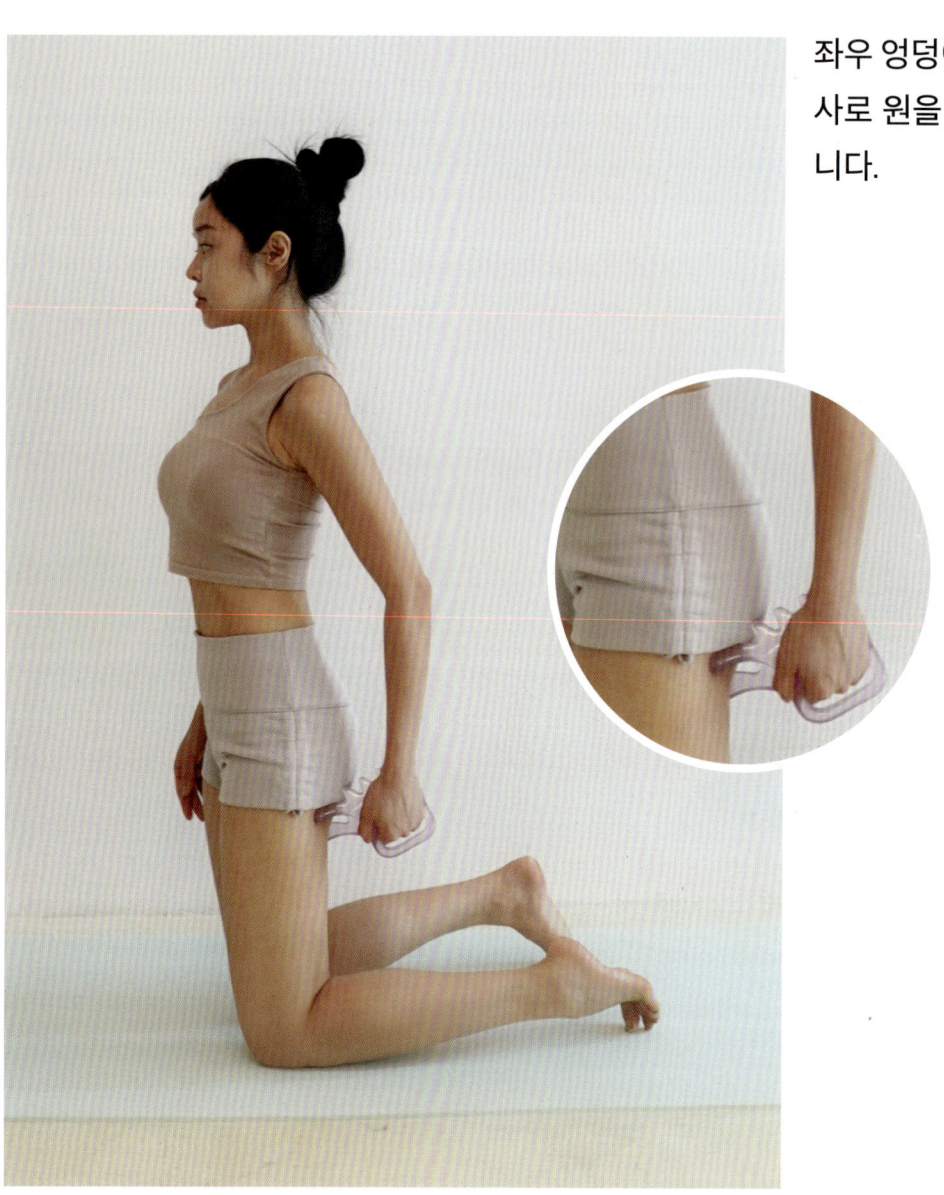

04 전체 림프 유도

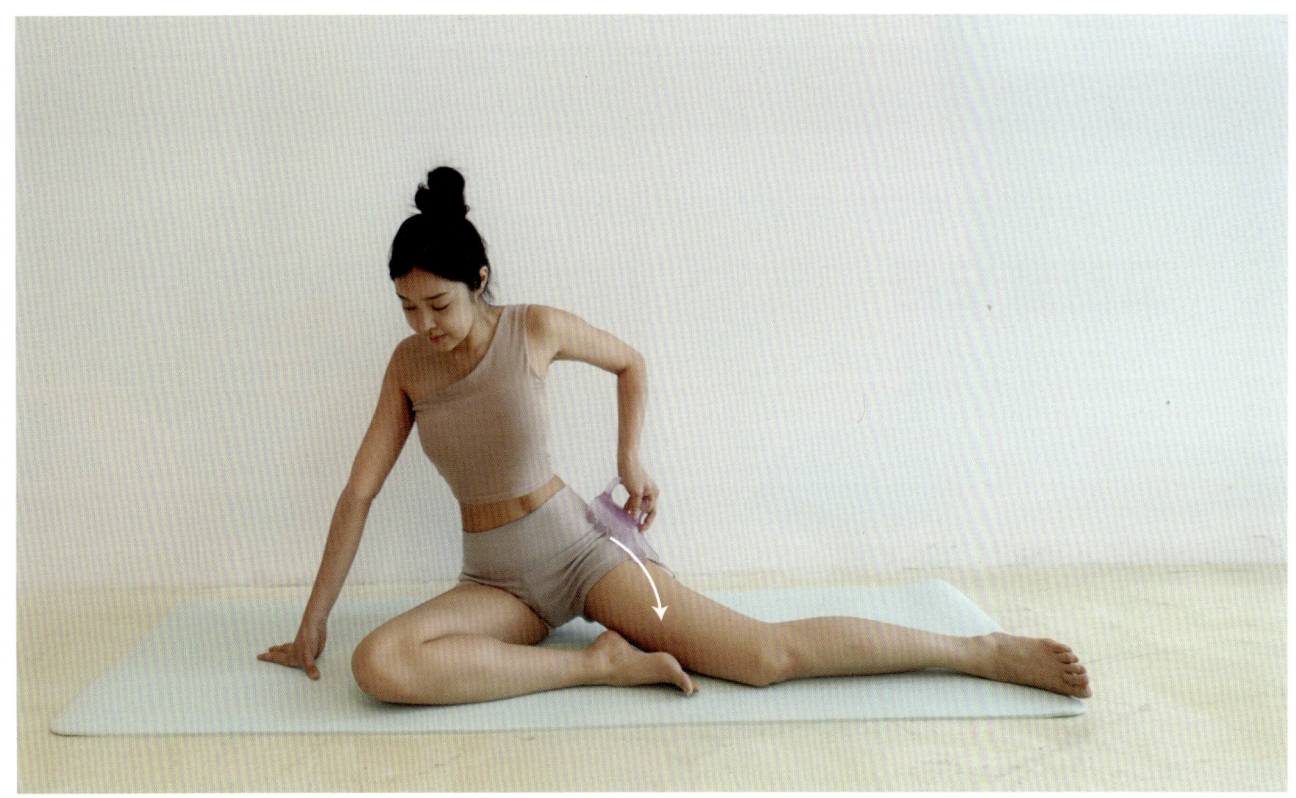

골반 주변을 감싸듯 괄사로 부드럽게 자극하며 허벅지 앞 선을 따라 내려줍니다.

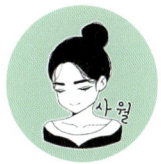
사윌's 효과 부스트
고관절은 혈관과 림프가 집중된 하체의 핵심 부위입니다. 온찜질과 괄사로 림프절을 자극한 후 가벼운 스트레칭과 골반 운동을 병행하면 하체 순환 + 셀룰라이트 완화 효과가 배가됩니다. 고관절의 유연성과 골반 균형은 전체 몸의 라인과 직결되는 만큼 꾸준한 자극이 중요합니다.

다이어트 업
UP

살이 더 잘 빠지는 근력 운동 ❶
고관절 긴장 완화 & 라인 정리 스트레칭 루틴

굳은 고관절 부드럽게 풀어주기　　하복부 & 허벅지 앞쪽 자극　　고관절 안정성과 유연성 동시 강화

고관절 오픈

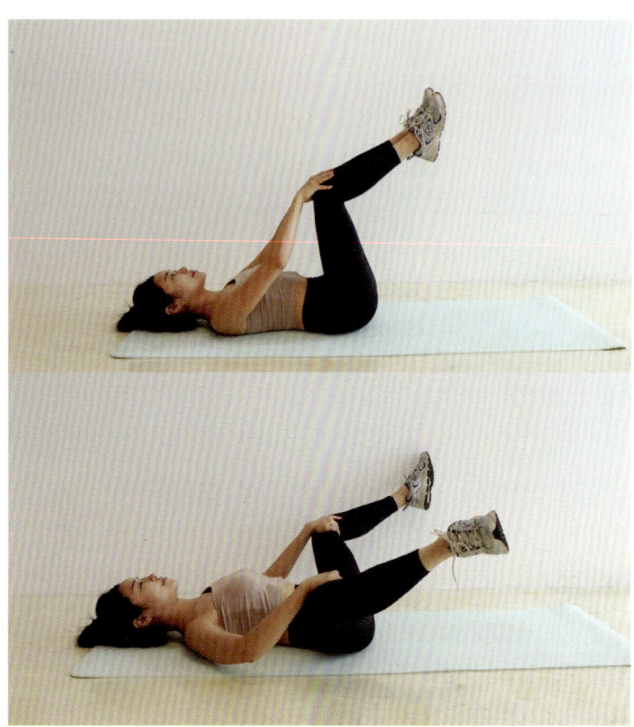

❶ 바닥에 누워 복부에 힘을 주고 숨을 들이마시며 양다리를 90도로 들어 올립니다.
❷ 숨을 내쉬며 양손으로 양쪽 무릎을 가볍게 잡고 다리를 바깥쪽(외회전)으로 천천히 벌려 고관절을 열어줍니다.
❸ 다시 숨을 들이마시며 다리를 모아 원위치로 돌아옵니다.
❹ 10~12회 반복, 2세트 진행합니다.

point
· 복부에 힘을 주어 허리가 바닥에서 뜨지 않도록 주의합니다.
· 빠르게 넘기지 말고 고관절이 천천히 열리는 느낌에 집중하세요.
· 어깨와 목은 편안히, 턱을 살짝 당겨 시선은 천장으로 향한 채 유지합니다.

장시간 앉아 있거나 고정된 자세로 있으면 쉽게 뻣뻣해지는 고관절! 이 부위를 부드럽게 이완하고 림프 순환을 자극하면 골반 라인이 유연해지고, 하체 피로도 줄일 수 있어요.
소요 시간 7~10분 / 난이도 하

고관절 앞쪽을 부드럽게 풀어주기　　둔근(엉덩이 근육) & 햄스트링 활성화　　골반 안정성 & 허리 지지 근육 강화

브리지 리프트

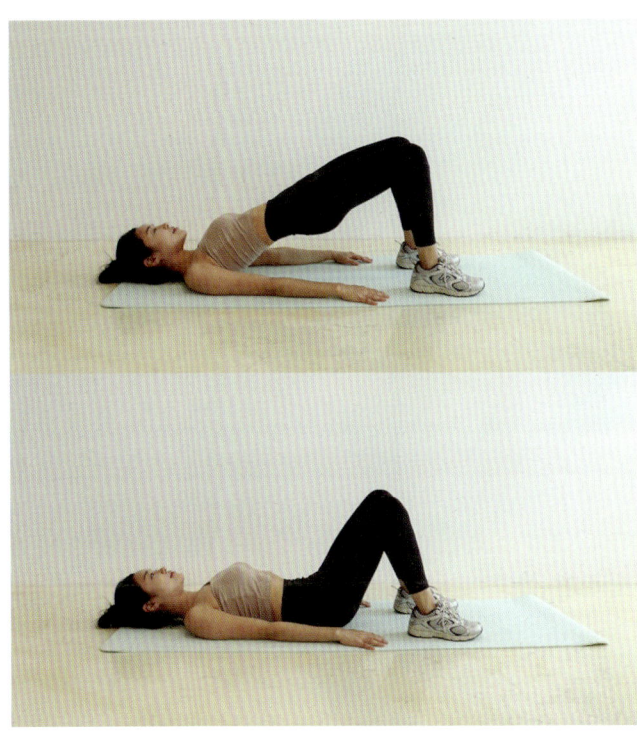

❶ 바닥에 누워 무릎을 세우고 발을 골반 너비로 벌려 고정합니다.
❷ 팔은 몸 옆에 두고, 어깨와 손바닥은 바닥에 닿게 합니다.
❸ 숨을 내쉬며 복부와 엉덩이에 힘을 주면서 골반을 천천히 들어 올립니다.
❹ 무릎부터 어깨까지 일직선이 되도록 유지한 후, 숨을 들이마시며 천천히 내려옵니다.
❺ 12~15회 반복, 총 2세트 진행하세요.

point
· 허리에 무리가 가지 않도록 복부와 엉덩이에 집중해서 힘을 주세요.
· 목과 어깨에는 힘을 빼고 바닥에 안정감 있게 눌러주세요.
· 골반이 틀어지지 않도록 양 무릎 간격을 일정하게 유지하세요.

고관절 중심의 좌우 근력 밸런스 강화   둔근(엉덩이), 햄스트링, 코어 통합 자극   골반 안정성과 정렬 능력 향상

싱글 레그 브리지 리프트

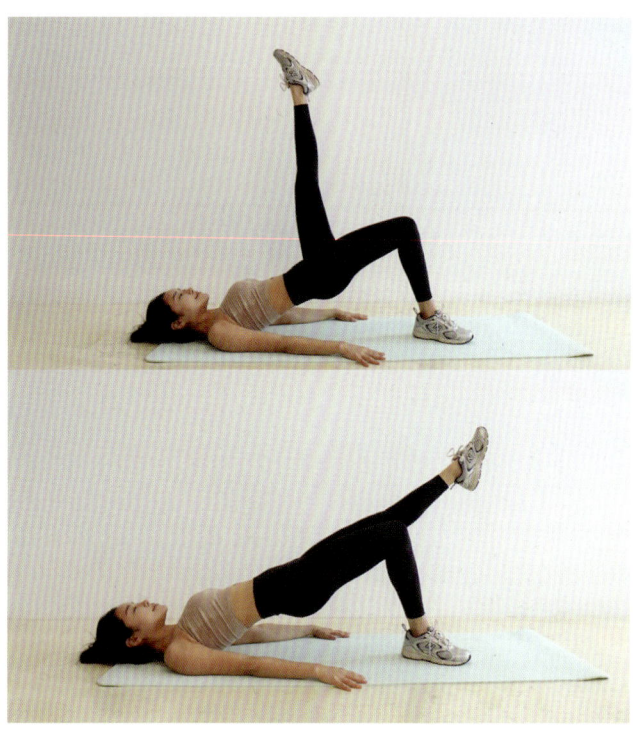

❶ 바닥에 누워 기본 브리지 자세(59p)로 시작합니다.

❷ 숨을 내쉬며 골반을 들어 올리면서 한쪽 다리를 천천히 뻗어 정면 또는 천장 쪽으로 들어 올립니다.

❸ 숨을 들이마시고 복부의 힘을 유지하며 다리를 내리거나 원위치로 돌아옵니다.

❹ 한쪽 다리로 8~10회 반복한 후, 반대쪽도 동일하게 진행합니다. 총 2세트.

point
· 골반이 기울어지지 않도록 중앙 정렬을 유지하세요.
· 엉덩이와 복부의 협응에 집중하며 허리에 과도한 긴장 없이 부드럽게 진행합니다.
· 무릎 간격이 벌어지지 않게 고정합니다.

다이어트 업 UP

살이 더 잘 빠지는 근력 운동 ❷
고관절 자극 코어 안정 루틴

`고관절 외회전 근육 활성화`   `골반의 유연성, 정렬 능력 향상`   `좌우 밸런스 재정비 및 하체 순환 개선`

고관절 회전 히프 오프닝

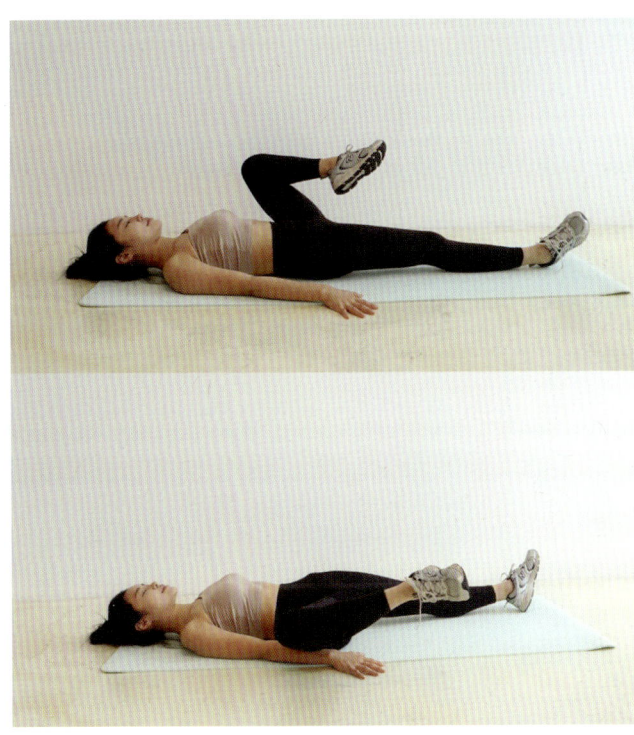

❶ 바닥에 누워 두 다리를 자연스럽게 뻗습니다.
❷ 숨을 내쉬며 한쪽 무릎을 굽혀 다리를 천천히 가슴 쪽으로 당긴 후, 고관절을 회전시키듯 바깥쪽으로 무릎을 열어줍니다.
❸ 숨을 들이마시며 다리를 원위치로 돌리고, 반대쪽도 동일하게 진행합니다.
❹ 좌우 각각 8~10회 반복, 총 2세트 진행하세요.

point
- 허리가 들리지 않도록 복부 긴장을 유지하고, 무릎을 가슴으로 당길 때 엉덩이와 허리의 긴장감을 체크하세요.
- 골반이 틀어지지 않도록 엉덩이 양쪽은 바닥에 고정한 채 진행하세요.
- 빠르게 넘기지 말고 고관절이 천천히 회전하는 감각에 집중하세요.

림프를 자극하고 근막을 이완한 후, 고관절과 복부 중심을 안정화하는 데 효과적인 루틴입니다.

소요 시간 7분 / 난이도 하

고관절 신전 가동 범위 개선　둔근(대둔근) 및 햄스트링 근력 강화　코어 안정성과 골반 정렬 능력 향상

킥백 히프 익스텐션

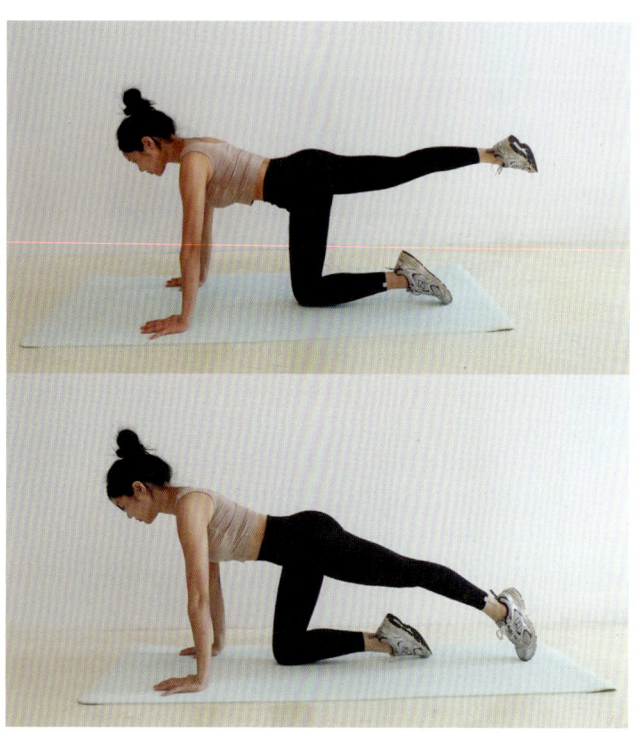

❶ 무릎을 구부리고 두 손바닥으로 바닥을 짚은 테이블 자세에서 시작합니다(손은 어깨 아래, 무릎은 골반 아래 위치).
❷ 숨을 내쉬며 한쪽 다리를 뒤로 천천히 뻗어 올립니다.
❸ 골반이 틀어지지 않도록 유지한 채, 엉덩이 근육을 조이며 다리를 들어 올립니다.
❹ 숨을 들이마시며 천천히 다리를 내리면서 원위치로 돌아옵니다.
❺ 한쪽당 10~12회 반복 후, 반대쪽도 동일하게 진행합니다. 총 2세트.

point
· 골반이 회전하거나 허리가 꺾이지 않도록 복부의 힘을 유지하세요.
· 다리를 높이 드는 것보다 둔근을 조이며 뒤로 길게 뻗는 느낌에 집중하세요.
· 목은 중립 상태로 유지하며 시선은 바닥을 향하게 유지합니다.

고관절 굴곡과 신전의 협응력 강화   둔근과 복부의 동시 자극   코어 안정성과 골반 정렬 향상

크런치 킥백

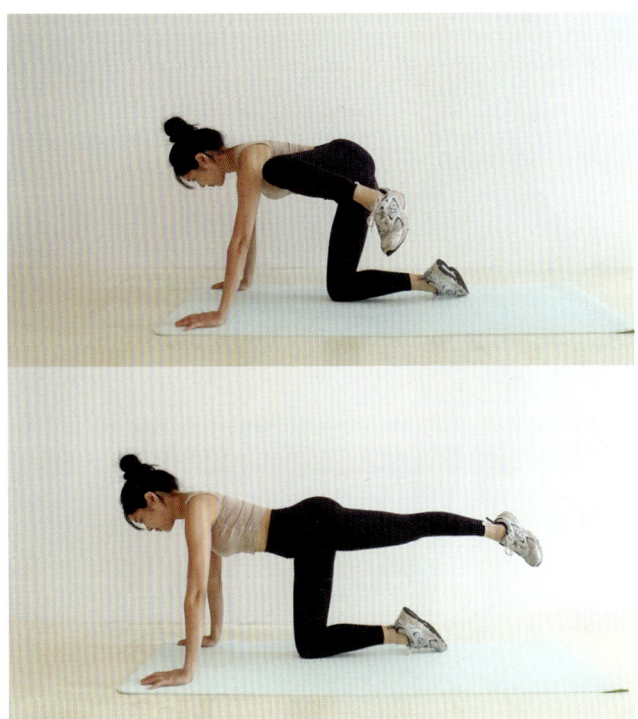

❶ 무릎을 구부리고 두 손바닥으로 바닥을 짚은 테이블 자세에서 시작합니다(손은 어깨 아래, 무릎은 골반 아래 위치).
❷ 숨을 들이마시며 한쪽 무릎을 복부 쪽으로 살짝 말아 당깁니다.
❸ 숨을 내쉬며 다리를 뒤로 쭉 뻗으면서 엉덩이를 조입니다.
❹ 동작 중 척추와 골반이 흔들리지 않도록 코어의 긴장을 유지합니다.
❺ 좌우 10~12회씩 반복, 총 2세트 진행합니다.

 · 무릎을 당길 때 복부 깊숙이 말아 넣듯 수축하고 다리를 뻗을 때는 둔근의 수축을 느끼며 엉덩이를 조이세요.
· 허리 꺾임 없이 척추 중립을 유지합니다.
· 복부 → 엉덩이 → 코어 순으로 자연스럽게 연결하는 흐름에 집중합니다.

다이어트 부스터 booster
살이 쭉쭉 빠지는 순환 유산소 루틴 ❶
고관절 림프 순환 워크

둔근과 골반의 협응력 향상 · 고관절 가동성 증가 · 림프 흐름 및 골반 내 혈류 자극

히프 서클

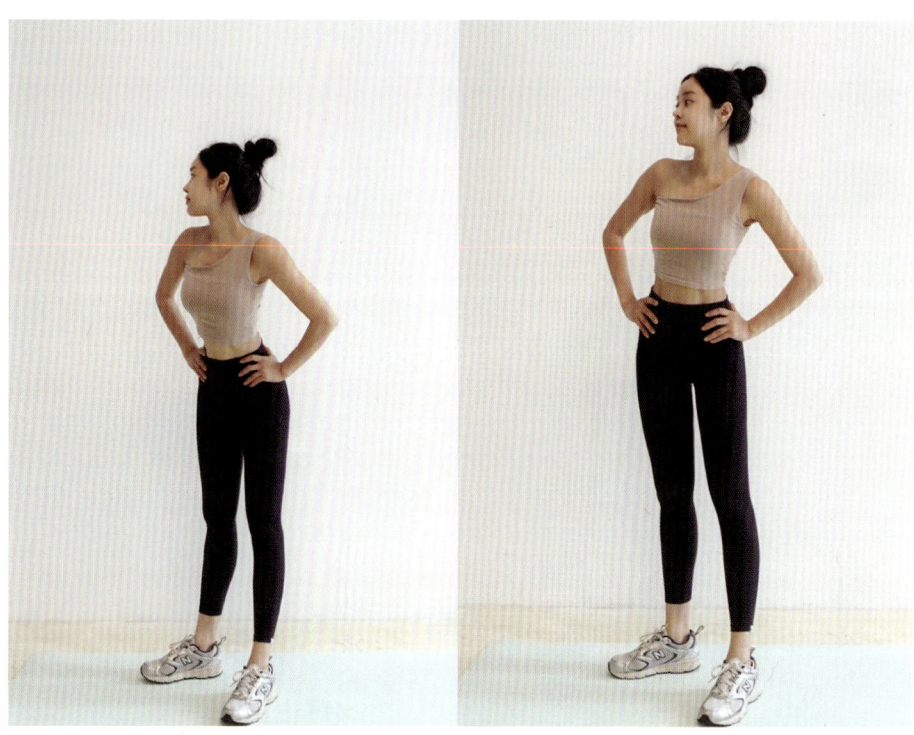

❶ 양발을 골반 너비로 벌리고 바르게 선 상태에서 손은 허리에 둡니다.
❷ 숨을 들이마신 후, 숨을 내쉬며 골반을 앞으로 밀어내듯 시작해 옆 → 뒤 → 반대쪽 방향으로 크게 원을 그리며 천천히 회전합니다.
❸ 반대 방향도 동일하게 원을 그립니다.
❹ 각 방향 8~10회씩, 좌우 모두 진행해 총 2세트 실시합니다.

point
· 무릎이 아닌 고관절로 원을 그린다는 느낌으로 해주세요.
· 중심을 잡고 있는 다리의 엉덩이도 힘 있게 고정하고 상체는 흔들리지 않게 중심을 유지하며 복부를 긴장합니다.
· 회전 범위를 점차 키우며 고관절을 부드럽게 열어주세요.

짧은 유산소로 고관절과 하체 림프 순환을 촉진하고, 대사량을 끌어올리는 워밍업 루틴입니다.

소요 시간 5~7분 / 난이도 중

고관절 외측 근육 자극   옆구리(복사근)와 복부 회전 활성화   코어 안정성 및 균형감각 향상

트위스트 니 업

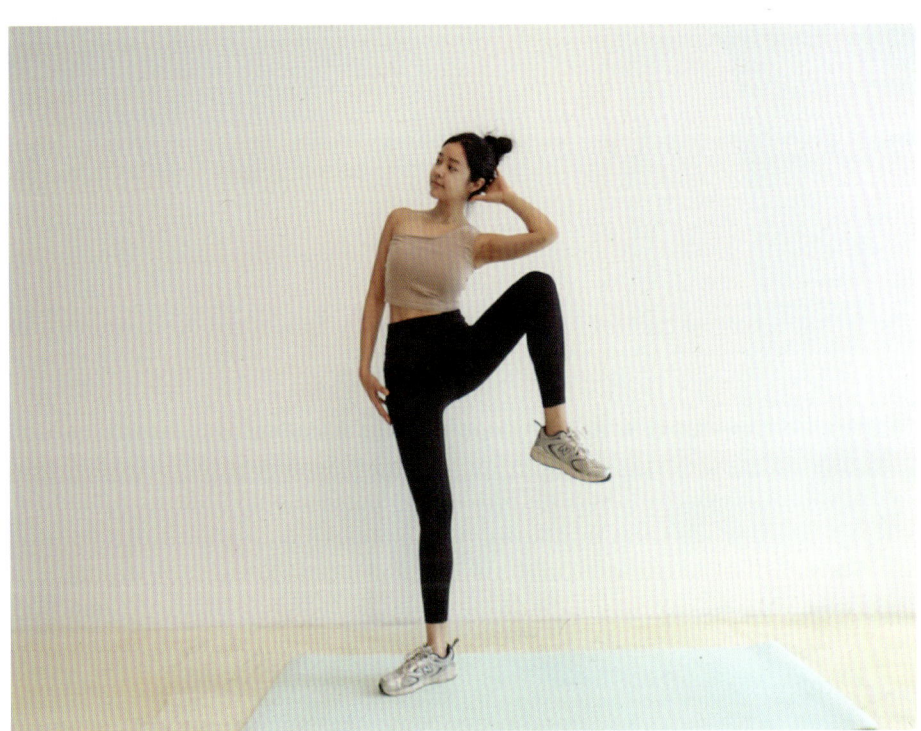

❶ 양발을 골반 너비로 벌리고 바르게 섭니다.
❷ 왼손은 머리 뒤에, 오른손은 허리나 옆으로 자연스럽게 둡니다.
❸ 숨을 들이마시며 왼쪽 무릎을 옆으로 들어 올리면서 왼팔 팔꿈치를 회전시키듯 가까이 가져갑니다.
❹ 좌우 번갈아 10~12회 반복, 총 2세트 진행합니다.

point
· 다리를 높이 드는 것보다 코어 회전과 중심 유지에 집중합니다.
· 골반이 뒤로 빠지지 않게 주의하세요.
· 회전 시 목과 어깨에 긴장이 들어가지 않도록 주의하세요.

`햄스트링 & 고관절 유연성 증가`   `척추 회전 가동성과 어깨 가동성 자극`   `코어 중심 안정 & 전신 혈류 촉진`

트위스트 터치다운

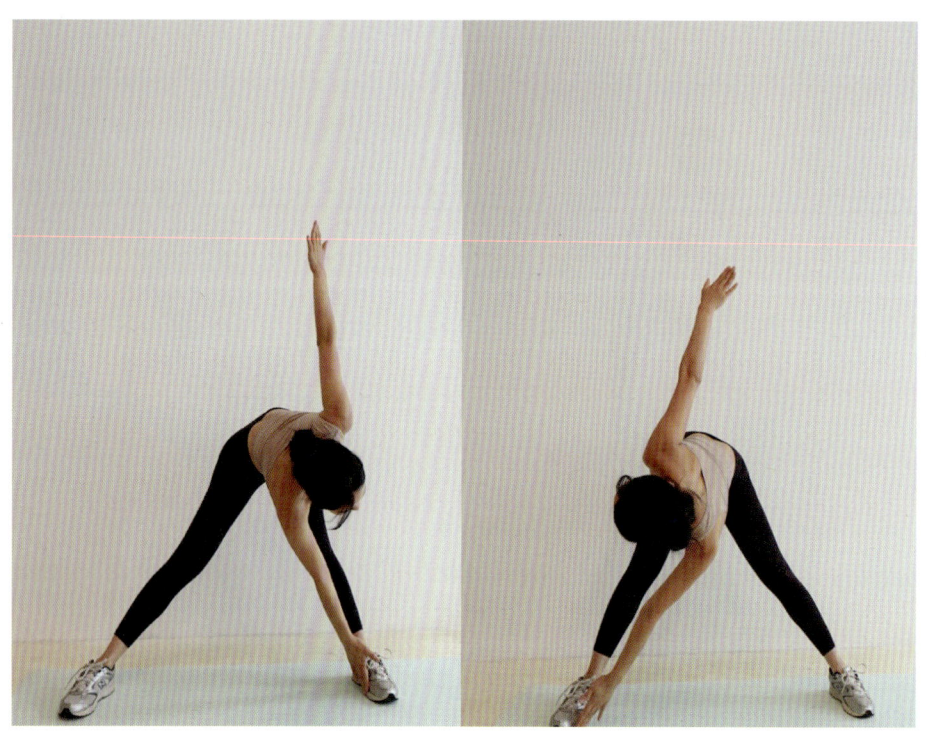

❶ 양발을 어깨너비보다 넓게 벌리고 바르게 선 후, 숨을 들이마시며 두 팔을 양옆으로 벌려줍니다.

❷ 숨을 내쉬며 상체를 비틀어 오른손으로 왼발 안쪽을 터치하고, 반대쪽 팔은 천장을 향해 곧게 뻗습니다.

❸ 숨을 들이마시며 상체를 다시 정면으로 세워 원위치로 돌아옵니다.

❹ 반대쪽도 같은 방식으로 진행, 좌우 10~12회 반복, 리듬 있게 2세트 진행합니다.

point
- 무릎이 구부러지지 않도록 햄스트링이 늘어나는 느낌을 유지하세요.
- 손끝은 발에 닿지 않아도 괜찮아요. 회전 각도와 척추 정렬에 집중합니다.
- 골반은 가만히 두고, 상체만 부드럽게 비틀어주는 것이 핵심이에요. 속도보다 정확한 방향성과 연결감을 유지하며 진행하세요.

다이어트 부스터 booster

살이 쭉쭉 빠지는 순환 유산소 루틴 ❷
고관절 순환 점프 루틴

`고관절 외회전 가동성 향상` `둔근, 내전근, 대퇴사두근 동시 자극` `심박수 증가 및 유산소성 대사 촉진`

점핑 플리에

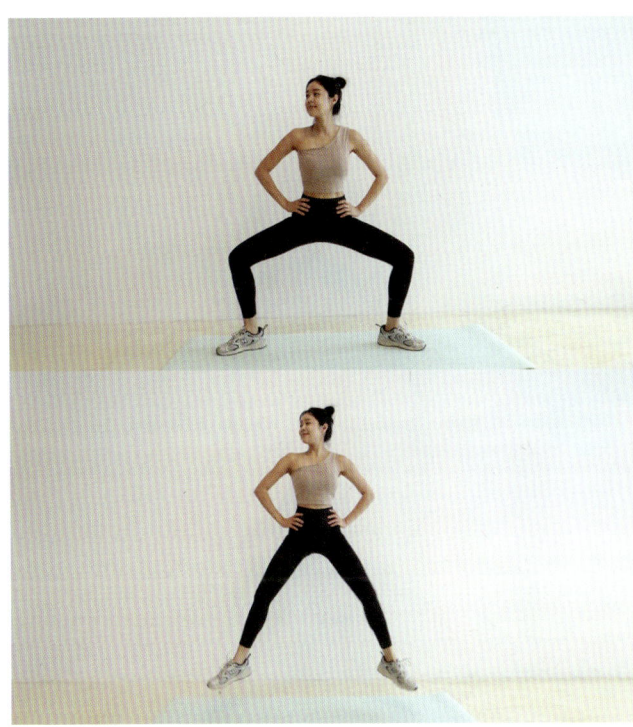

❶ 양발을 어깨보다 넓게 벌리고 발끝은 바깥쪽을 향하게 합니다.
❷ 무릎을 바깥쪽으로 열며 플리에 스쿼트 자세로 내려갑니다.
❸ 숨을 내쉬며 무릎을 힘차게 펴며 위로 점프합니다.
❹ 숨을 들이마시며 착지하면서 다시 플리에 자세로 돌아옵니다.
❺ 리듬감 있게 10~12회 반복, 총 2세트 진행합니다.

point
· 무릎이 안으로 말리지 않도록 발끝 방향과 일직선을 유지하세요.
· 골반이 앞으로 쏠리지 않게, 엉덩이를 수직 아래로 내리세요.
· 착지 시 충격을 흡수하기 위해 무릎을 살짝 굽힙니다.
· 동작 간 리듬과 흐름을 유지하며 유연하게 점핑하세요.

괄사 후 고관절과 하체 림프 순환을 빠르게 돕는 고관절 집중 루틴입니다.

소요 시간 5분 / 난이도 중

고관절 가동성 & 히프 라인 자극   코어 밸런스 강화   전신 순환 자극과 체형 교정

니 업 밸런스 킥

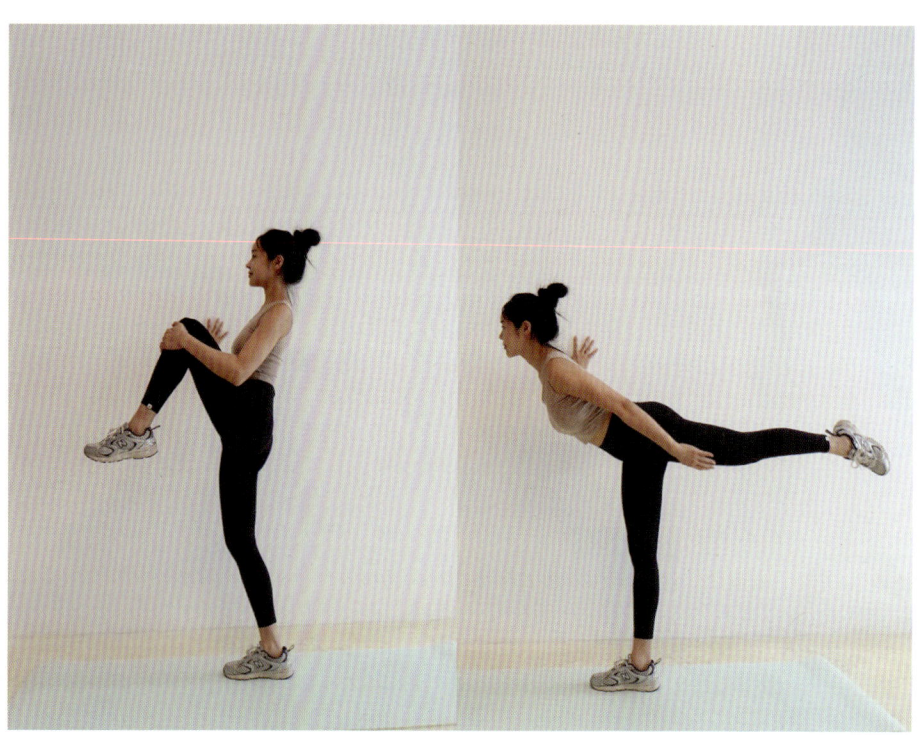

❶ 숨을 들이마시며 한쪽 무릎을 가슴 쪽으로 끌어당기면서 양손으로 감싸 안습니다.

❷ 숨을 내쉬며 무릎을 천천히 뒤로 뻗으면서 팔도 함께 자연스럽게 뒤로 뻗습니다.

❸ 무게중심이 한쪽 다리에 실리도록 하며 코어와 엉덩이에 집중하세요.

❹ 동작의 흐름을 유지하며 좌우 교차로 10~12회씩, 총 2세트 반복합니다.

point
- 허리가 꺾이지 않도록 코어에 힘을 유지합니다.
- 다리를 뻗을 때는 엉덩이로 리드하듯 하며 힘 있게 뻗습니다.
- 속도보다는 균형과 연결에 집중하세요.

고관절 가동성 향상   둔근 & 허벅지 근육 활성화   하체 부종 예방 및 림프 순환 자극

니 업 아웃턴

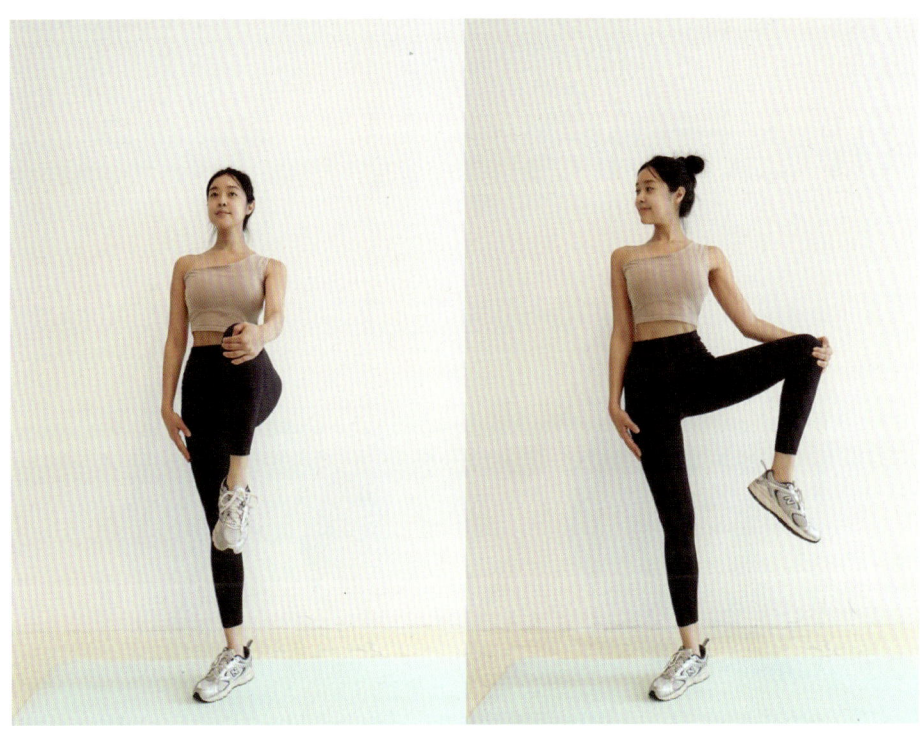

❶ 양발을 골반 너비로 벌리고 곧게 섭니다.
❷ 숨을 들이마시며 한쪽 무릎을 가슴 앞으로 들어 올리며 균형을 잡습니다.
❸ 숨을 내쉬며 들어 올린 무릎을 천천히 바깥으로 회전시키며 히프를 여는 느낌으로 돌립니다.
❹ 무릎을 내리며 원위치로 돌아옵니다.
❺ 좌우 번갈아 10~12회씩, 총 2세트 반복합니다.

point
· 상체가 흔들리지 않도록 복부에 힘을 주세요.
· 움직임을 빠르게 하기보다 고관절이 부드럽게 열리는 감각에 집중합니다.

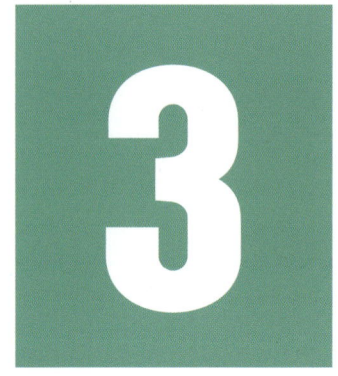 마무리 스트레칭

운동과 괄사로 자극된 고관절과 하체 근육을 안정화하는 마무리 루틴입니다.

01 버터플라이 스트레칭

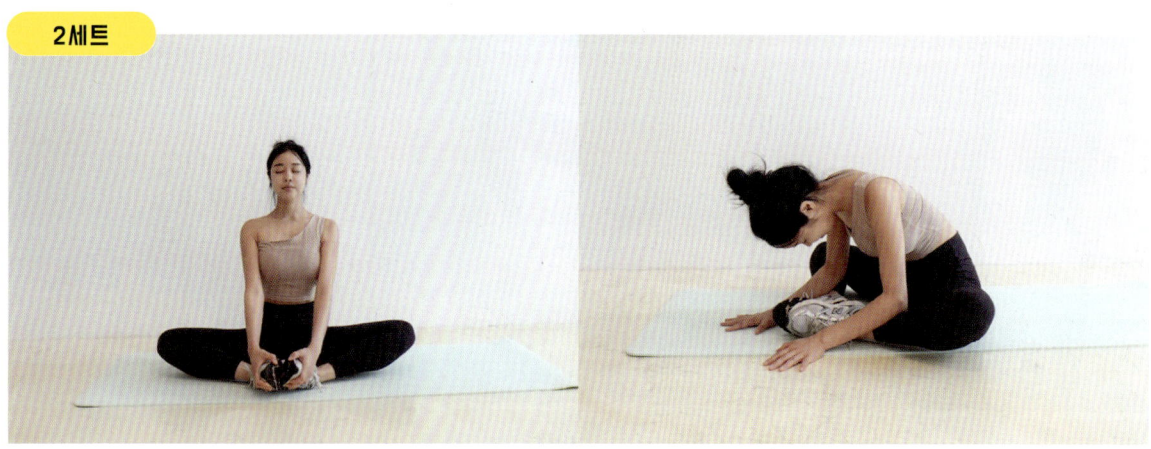

2세트

❶ 두 발바닥을 마주 붙이고 앉아 발을 손으로 감싸쥡니다.
❷ 숨을 들이마시며 척추를 길게 펴고, 가슴을 열어주세요.
❸ 숨을 내쉬며 상체를 천천히 앞으로 숙입니다.
❹ 복부를 허벅지 쪽으로 붙인다는 느낌으로 내려갑니다.
❺ 10초 이상 유지, 2세트 반복합니다.

02 히프 플렉서 런지 스트레칭

좌우 1세트 × 2회

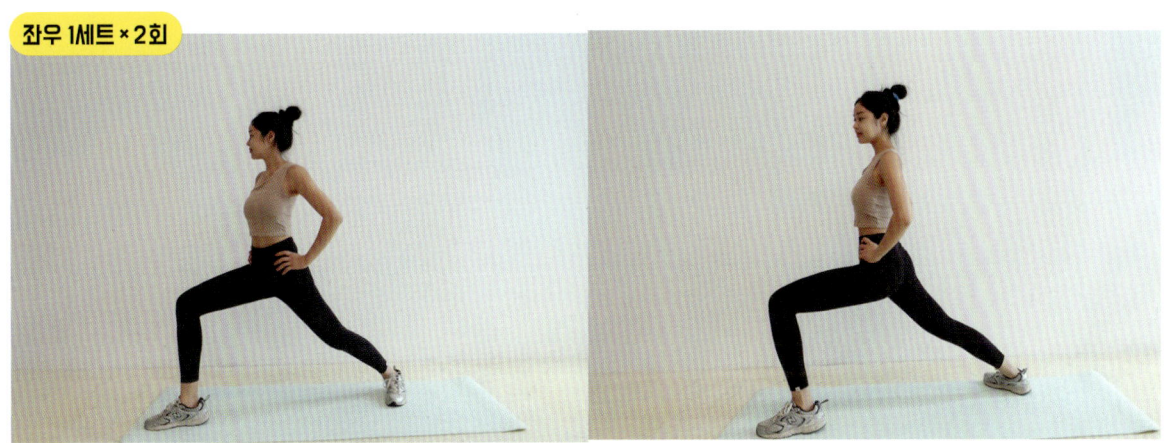

❶ 숨을 들이마시며 한쪽 다리를 앞으로, 반대쪽 다리는 뒤로 길게 뻗어 런지 자세를 만듭니다.
❷ 골반이 틀어지지 않도록 정면을 유지한 상태에서 양손을 골반 위에 가볍게 올려주세요.
❸ 숨을 내쉬며 앞 무릎을 천천히 굽혀 골반을 아래로 부드럽게 낮춥니다.
❹ 고관절 앞쪽이 늘어나는 자극을 느끼며 자연스럽게 호흡을 유지하면서 15~30초 유지합니다.
❺ 숨을 들이마시며 천천히 원위치로 돌아옵니다. 반대쪽도 동일하게 반복합니다. 좌우 각각 1세트씩, 2회 실시합니다.

03 사이드 쿼드 스트레칭

좌우 1세트 × 2회

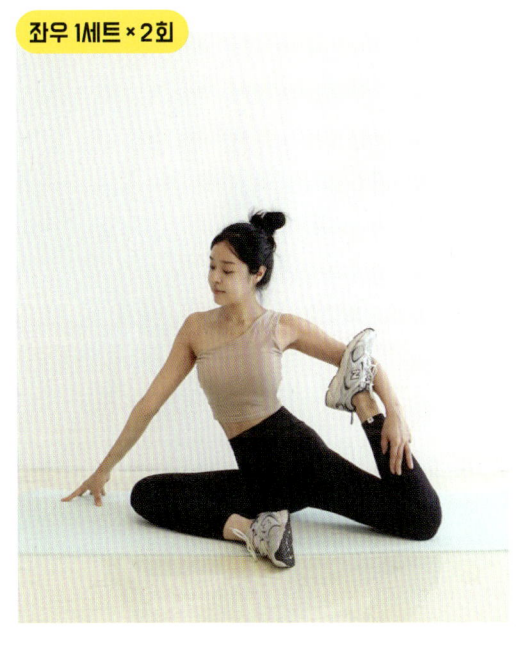

❶ 다리를 Z 자로 접어 바닥에 앉습니다.
❷ 숨을 들이마시며 한쪽 손으로 뒤에 있는 다리의 발등을 잡고, 반대쪽 손은 바닥을 짚어 중심을 잡아주세요.
❸ 숨을 내쉬며 발등을 엉덩이 쪽으로 당겨 허벅지 앞쪽을 늘여줍니다.
❹ 시선은 정면 또는 살짝 틀어주며 자연스럽게 호흡을 유지한 상태로 15~30초 유지합니다.
❺ 숨을 들이마시며 천천히 원위치로 돌아온 뒤 반대쪽도 동일하게 반복하세요. 좌우 1세트씩 총 2회 실시합니다.

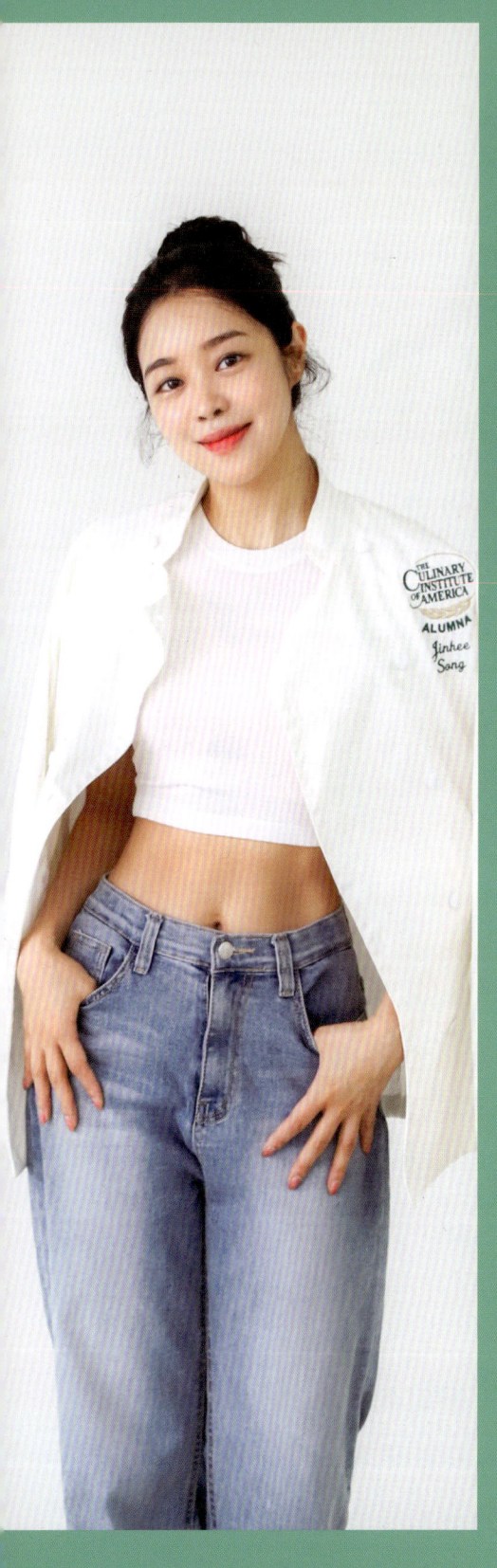

괄사와
함께 하면 더 좋은
여리여리해지는
다이어트 레시피

셰프의
가벼운 레스토랑

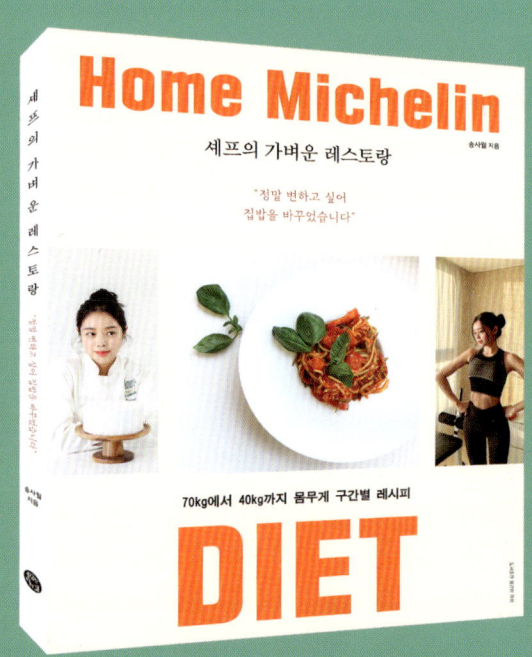

세계 3대 요리 학교 CIA 출신 저자의 몸무게별 맛있는 집밥 이야기